ケアのこころ シリーズ⑤

食事指導を スムーズに

Art of Nursing

患者さんが食事療法への質問や相談をしたい時、まず声をかけるのは身近なナース。ナースが患者さんの疑問にこたえ、ドクターや栄養士など、患者さんをとりまくチームのコーディネーターとなる時、効果的な食事指導を行うことができます。

食事療法は患者さんにとって、生活を変えなければならない、たいへんな試み。食事そのものだけでなく、過去の食習慣や嗜好、家族や仕事など、その人をとりまく状況をよく知った相談相手が必要です。

栄養の基礎知識、健康的な食べ方、疾患と食事の関係、etc。この本には、食事指導の"素材"となる新鮮な知識やアイディアをたくさんつめこんであります。

使い方の工夫で、おいしく"料理"され、患者さんのもとに届けられることを願っています。

CONTENTS
Art of Nursing

PART ❶
食事指導にとりくむ方々へ
健康生活はバランスのとれた食事から ………6
食事そのものだけでなく、生活全体に視野を広げて 8
栄養所要量と摂取量、混同していませんか? ……10
栄養状態を評価する指標について ………12
ナースは患者さんの相談相手 ………14

PART ❷
食事指導のためのアイディア・ノート
食事指導は、まず相手を知ることから ………18
どう食べたらいいのか、具体的に ………20
患者さんをいつも見守って ………22

指導が充実——アイディア・ノート
塩分を減らしてもおいしい!
ワンポイント・アドバイス ………24
エネルギーを抑えても満足感! 献立のコツ ……26
食物繊維をたっぷりとるには ………28
かしこい脂質のとり方 ………30
カルシウムの多い献立 ………32
野菜・果物をたっぷり、おいしく食べるコツは? …34
外食の多い患者さんにアドバイス ………36

PART ❸
疾患別・食事指導のポイント
心不全 ………42
脳卒中・虚血性心疾患・高脂血症 ………46
高血圧 ………50
肝炎・肝硬変 ………54
胆石症・膵炎 ………58
胃・十二指腸潰瘍 ………62
胃切除術後 ………66
潰瘍性大腸炎・クローン病 ………68
腎疾患 ………72
糖尿病 ………80
肥満 ………84
小児の肥満 ………87
小児の急性腎炎 ………90
インスリン依存型糖尿病(小児) ………92

PART ❹
経管栄養・中心静脈栄養をスムーズに
経管栄養をスムーズに ………98
中心静脈栄養をスムーズに ………100

食事指導にとりくむ方々へ

The Diet Guidance for The Nurses

患者さんは、ひとりひとりが異なった生活や人生観を持っています。明日から、指導どおりの食生活に、180度転換するのは無理……。

指導する人はまず、患者さんの相談相手になりたいもの。食事内容だけでなく、仕事や趣味、家族など、患者さんをとりまく生活背景をつかんで、実行できる食事療法をいっしょに工夫していきます。

正しい知識とアイディアを駆使して、患者さんをバックアップ！

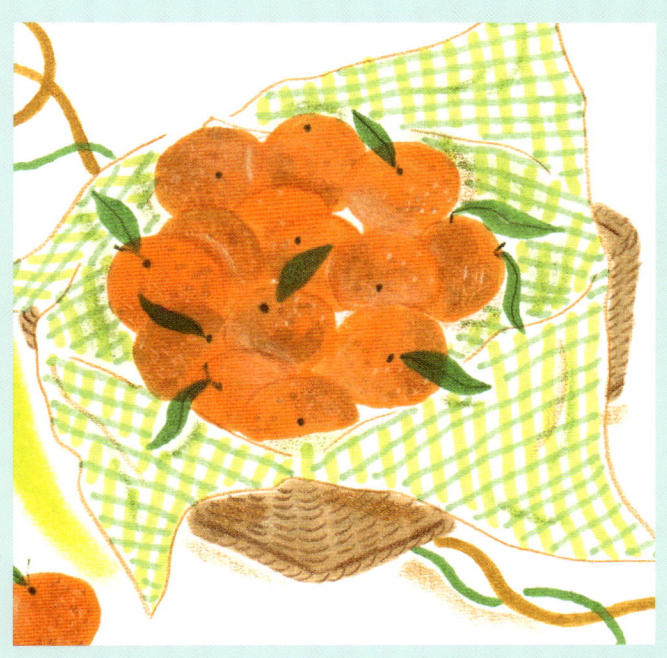

PART 1
Art of Nursing

生活の中で重要と感じることは、人によって個人差がありますが、食事が充実していると、だれでも豊かな気持ちになります。

生きるために食べ……、食べるために働き……、人は食事に大きな価値を置いています。

最近、グルメ（食通・美食家：gourmet；仏語）の登場する雑誌や料理番組は、マスメディアで大人気です。でも、グルメをはじめ、ダイエット（食事：diet）などの言葉の正しい理解は、意外に乏しいのが現状。「食品」「食糧」「食事」「栄養素」などの言葉が入り乱れています。

健康生活はバランスのとれた食事から

今、出回っている食品を生み出すためには、食糧が必要です。食糧は世界各地の気候・風土と密接に関係し、生産・輸入・輸出など、流通機構とも関係しています。

食品が手に入ったら、すぐに食べられるものもありますが、味覚を満たすためには、料理が必要です。おいしい料理を生み出すのは、豊かな文化。文化が豊かであれば、人の好みは多様化します。

たとえ好みが満たされても、健康生活が営まれなければ、意味がありません。健康生活は、バランスのとれた食事・バランスのとれた栄養素が満たされてこそ、生まれます。

毎日の食事で栄養のバランスをとるには、かなりのアイディアや工夫が必要。健康を損なった方々の場合は、健康時より、さらに知識やアイディアが求められます。

患者さんの食事指導や栄養指導に取り組まれる方々へ──。

ぜひ、正しい知識とアイディアのつまったシンクタンクとして、患者さんに話題を提供していただきたいと思います。

人間と食生活

個人のレベルでは、何気なく行っている食生活ですが、"小"は細胞レベルでの栄養生理から、"大"は地域・地球レベルでの食文化や輸出入まで、大きな広がりを持っています。

食生活を構成する栄養素・料理・食品・食料といった領域は、互いに重なり合いながら、原子から宇宙まで、ミクロからマクロまで、人間世界のすべてに関わっています。

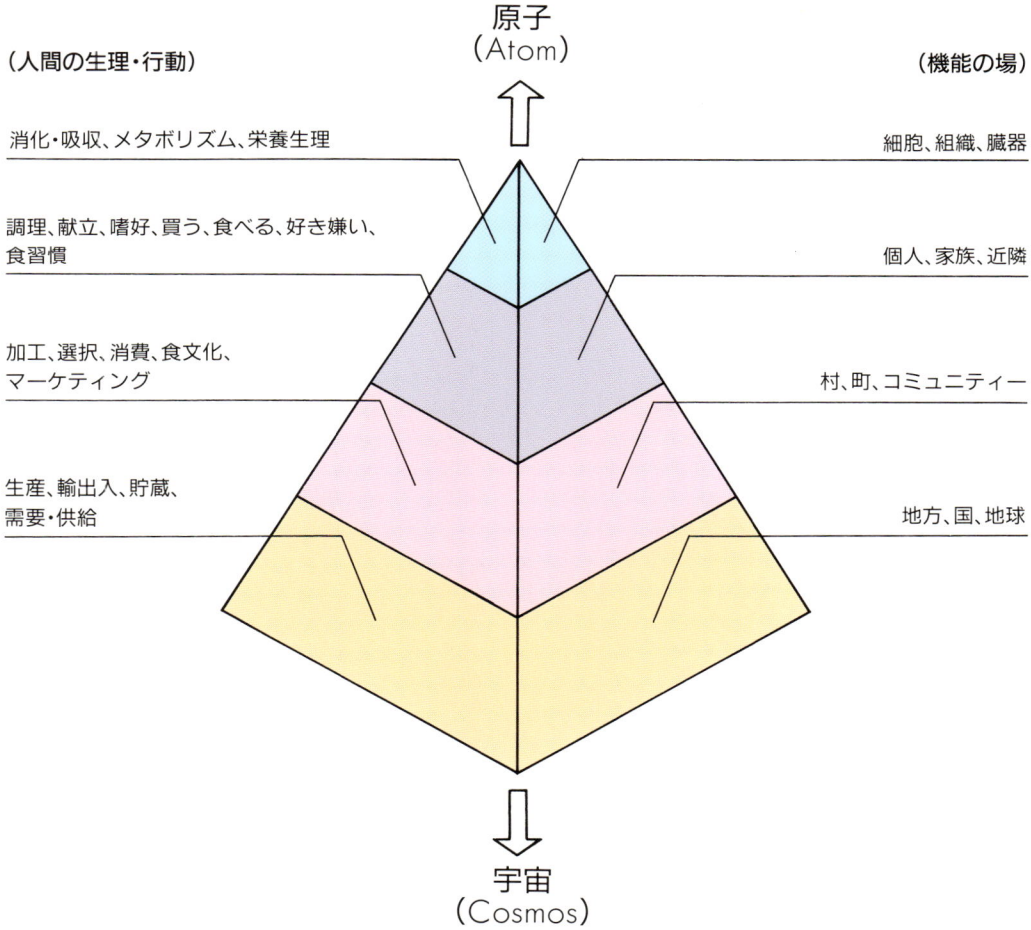

参考：巻末文献(1)

多くの人々は健康な時も、健康を損なった時も、自分の体調や食欲には関心を持っています。ただ、自分の思っている生活の状態と、第三者がみた状態とは、必ずしも一致しないもの。仕事で忙しい毎日を送っている働き盛りの男性が、定期健康診断で生活習慣病を発見されることなども多いようです。

食事そのものだけでなく、生活全体に視野を広げて

ナースや栄養士が食事指導を行う際に、単に"患者さんがどんな乱れた食生活を送っていたのか"をアセスメントするだけでは、なかなかよい改善策はみつかりません。

右にあげたのは、女子大生を対象に、自分の栄養状態や食生活をどのようにとらえているか質問するために使用したアンケート用紙。まず自分で自分の状態を評価して、そのデータをもとに理想的な食生活を知ったほうが効果的です。大学生の場合、食欲不振の原因の多くは、睡眠不足・運動不足・不規則な生活・間食のとりすぎなど、生活そのものにあるようです。

ナースや栄養士たちが、患者さんに食事指導を始める時、すぐに食事内容のよしあしから入らず、生活全体に視野を広げて話の糸口をみつけたいものです。

食生活の評価

あなたの毎日の食事や生活のようすを書いてください（選択肢に○をつけてください）。

●健康状態	体調 ………………………	よい	悪い	普通
	※悪い場合の原因と思われること（　　　　　　　　　　　　　　　　）			
	栄養状態 ………………………	よい	悪い	普通
	※判断した基準（　　　　　　　　　　　　　　　　　　　　　　　）			
	肥満度 ………………………	太りすぎ	やせすぎ	普通
	※判断した基準（　　　　　　　　　　　　　　　　　　　　　　　）			
●食　　事	満足度 ………………………	満足	不満足	普通
	※不満足の理由（　　　　　　　　　　　　　　　　　　　　　　　）			
	1日の回数 ………………………	（　　　　　　　）回		
	時間の規則性	規則的	不規則	時々不規則
	食物摂取の量 …………………	多い	少ない	普通
	栄養価計算の実施 ………………	行ったことがある	行ったことがない	
	食品のバランス ………………	よい	悪い	わからない
	間食の頻度 ……………………	多い	少ない	しない
	間食の種類 ……………………	多い	少ない	普通
	間食の量 ………………………	多い	少ない	普通
	外食の頻度 ……………………	多い	少ない	しない
	家族以外の人と食事をする頻度 ………	多い	少ない	しない
	食前の空腹感の強さ …………	強い	弱い	ない
	好き嫌い ………………………	多い	少ない	ない
	買物をする人 …………………	自分	母または家族	その他（　　）
	1食または1日の金額 ………	（　　　　　　　）円		
●飲　　酒	頻度 ……………………………	多い	少ない	飲まない
	1回の量 ………………………	多い	少ない	普通
	理由………（　　　　　　　　　　　　　　　　　　　　　　　　）			
●運　　動	頻度・量 ………………………	多い	少ない	しない
	種類・時間（意図的に行う場合）	（　　　　）を（　　　　）時間／日		
●1日のリズム	就寝・起床時間 ………………	規則的	不規則	
	睡眠時間 ………………………	多い	少ない	普通
	休息のとり方 …………………	多い	少ない	普通
	作業量 …………………………	多い	少ない	普通
●ストレス	ストレスの有無 ………………	ある	ない	
	ストレス解消法 ………………	食べる	寝る	その他（　　）

<u>あなた自身の食生活の評価</u>

作成：中村美知子

栄養所要量と摂取量、混同していませんか？

栄養所要量というのは、"人が心身を健全に発育・発達させ、健康を保持・増進し、病気を予防するために、標準となるエネルギーと栄養素の必要量を対象別に1日の数値で示したもの"です。栄養所要量を知るには、簡便な方法として、公衆衛生審議会答申である「第六次改定日本人の栄養所要量」の数値を用います。性別・年齢別・生活活動強度別・身長別に、基準値が出されています。

健康を保ったり、病気を予防するためには、自分の1日の栄養所要量を知ることが大切。病気にかかった時、これを基準値として病気の特徴から制限したい食物（栄養素）は減らし、追加したい食物（栄養素）は加えて、献立を立てることになります。

栄養摂取量というのは、その人が実際に摂取した栄養素の量です。1日分の献立・食品名・摂取量を記録。それをもとに五訂日本食品標準成分表（科学技術庁資源調査会編）で栄養素を算出すると、1日の摂取量がわかります。
最近は、日本食品標準成分表のデータが入力されたコンピュータソフトを使って、簡単に算出することもできます。

人間の体の構造や機能を保つ基本となるのは、タンパク質・脂肪・炭水化物です。1日の所要エネルギー比率を示すのが、P（protein）：F（fat）：C（carbohydrate）比。理想的比率は15：25：60といわれています。
最近の若者の食生活はF（脂肪）が多く、将来成人病が多くなるのではないかと心配されています。ひとりひとりのP：F：Cを出すと、多すぎるもの、少なすぎるものが一目瞭然で、理解しやすいものです。

右のグラフは、高齢者と若年者を対象に調査したP：F：C比。高齢者のP：F：C比は理想に近い型でしたが、若年者はFだけがとびぬけ、将来の生活習慣病が心配されます。

食事記入表(例)

年　月　日		氏名										年齢						
	献立	食品名	g	エネルギー	タンパク質	脂質	糖質	食物繊維	Ca	P	Fe	Na	K	VA	VB_1	VB_2	VC	食塩
	単位			kcal	g	g	g	g	mg	mg	mg	mg	mg	IU	mg	mg	mg	g
	自己の1日栄養所要量																	
朝食																		
	小計																	
昼食																		
	小計																	
夕食																		
	小計																	
1日合計																		

調査時の状態：身長(　)cm、体重(　)kg、体調(よい・悪い・普通　※悪い場合の理由　　　)、活動(軽・中・重)

日本人の平均と高齢者・若年者のP:F:C比

日本人の平均(H14年度国民栄養調査)

高齢者(中村;老人ホーム，n=10，1992)

若年者(中村;女子大生，n=10，1992)

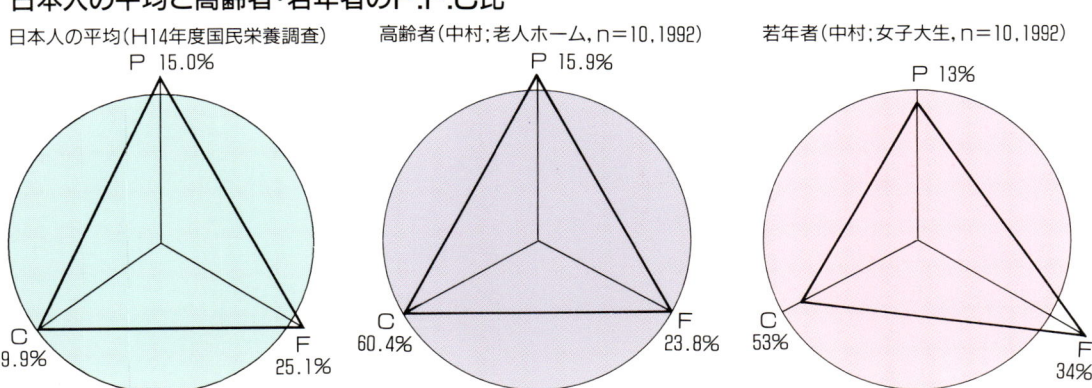

栄養状態を評価するには「やせすぎ・太りすぎ」という肥満度がよく使われます。肥満度は、身長と体重の比率で示すことが多く、いろいろな説があります。

国際的に用いられているのはBMI（body mass index）。体重（kg）／身長（m）^{2}で表され、基準範囲は20〜23です。通常22が理想とされ、この値の90〜110％以内が健常範囲。たとえば、身長160cmの人の体重は51〜62kgが健常範囲で、少なすぎると「やせ」、多すぎると「肥満」です。

栄養状態を評価する指標について

右にあげたのは、栄養パラメーターといわれる指標の一覧。これらの指標は、私たちの体の中が常にバランスを保っていることを示しています。基準値より多すぎても、少なすぎてもよくありません。

"栄養状態がよくない"と判断される患者さんの場合、指標の値は常にバランスを保っているかどうか、検査をして調べます。

検査値の過不足を判断するだけでなく、タンパク質・炭水化物・脂質などが1日にどのように摂取されているか、食事・栄養調査をして、食事とのバランスを考えることも大切です。

標準体重とは

$$\text{BMI(body mass index)} = \frac{体重(kg)}{身長(m)^2} = 20〜23(基準値)$$

栄養パラメーター

身体計測
身長・体重比
％標準体重
皮脂厚
筋囲
体重の増減率　など

免疫
総リンパ球数
遅延型皮膚過敏反応
T-細胞ロゼット形成能　など

血液・尿生化学
血清総タンパク
アルブミン
レチノール結合タンパク
血漿アミノ酸パターン
血清脂質
ビタミン・微量元素
尿中尿素窒素
尿中クレアチニン
尿中3-メチルヒスチジン

その他
間接熱量測定
bioelectrical impedance analysis
dual energy by X-ray absorptiometry　など

参考：巻末文献(3)

食事指導におけるナースの大切な役割は、患者さんが生活上困っていることの相談相手になること。食生活の中で、何か困っていることはないか、改善してほしいことはないか希望を聞き、できるかぎりの対策をとることも重要な仕事のひとつです。

入院患者さんからは、「パンが嫌いなのでご飯にしてほしい」「1回では多すぎるので、2回に分けてほしい」「温めてほしい」など、変更してもさしつかえない要望が、かなりあります。いつも臨機応変に対応したいもの。

ナースは患者さんの相談相手

臨機応変に患者さんの希望にこたえるためには、ナースの食事に対する正しい知識と判断力が必要になります。また、ナースの判断だけでは、問題の起きる場合も……。

絶食の患者さんが食べ物を要求したり、糖尿病の患者さんが、甘いジュースをたくさん飲んだり、インスリンを打っている患者さんが、たびたび低血糖症状を起こしたり。こんな時は、主治医や栄養士と相談して、改善策を考えたいものです。

主治医には日ごろから情報を提供しておくこと、必要な場合は栄養士に指導を依頼するなど、いつも連携を保っておくことが大切です。

右にあげたのは、病棟ナースから栄養士への情報提供の素材。患者指導に必要な情報を提供するのも、ナースの大切な役割です。

食事に関する質問事項（例：循環器内科病棟の場合）

　　　年　　　月　　　日　　　　　　　　　　　　循環器内科病棟　氏名

食生活のあり方が心臓に大きな影響を及ぼしています。
これまでのあなたの食生活を振り返ってみましょう。

（1） 嗜好について
　　　好んでよく食べているものに○、あまり食べないものに×をつけてください。
　　　　みそ汁　　漬物　　つくだ煮　　干物　　梅干し　　ハム　　ソーセージ　　かまぼこ　　練り製品
　　　　フライ　　天ぷら　　カツレツ　　肉　　魚　　野菜　　果物
　　　　アルコール（日本酒　　ビール　　ウイスキー　　しょうちゅう）
　　　　甘いもの（洋菓子　　和菓子）　　スナック菓子（ポテトチップスなど）
　　　　うどん　　そば　　ラーメン　　スパゲッティ　　カレーライス　　どんぶり物
　　　　その他よく食べるもの（　　　　　　　　　　　　　　　　　　　　　　　　）

（2） 食べる量について（選択肢には○をつけてください）
　　　①ある1日の朝食・昼食・夕食の献立とだいたいの量を書いてください（アルコールも含む）。
　　　朝（　　　　　　　　　　　　　　　　　　　　　　　　　　　　　　　　　　）
　　　昼（　　　　　　　　　　　　　　　　　　　　　　　　　　　　　　　　　　）
　　　夕（　　　　　　　　　　　　　　　　　　　　　　　　　　　　　　　　　　）
　　　②間食は（イ．する　　ロ．しない）。何をどのくらい、何時ごろ食べますか。（　　　　　　）
　　　③いつも（イ．おなかいっぱいまで食べる　　ロ．腹八分目に控える）

（3） 食事のとり方について（選択肢には○をつけてください）
　　　①3食を規則正しい時間に食べていますか。（イ．はい　　ロ．いいえ）
　　　〈ロを選んだ方へ〉
　　　　何時ごろ食事をしますか。（　　　　　　）　不規則になる理由は何ですか。（　　　　　　）
　　　②外食は（イ．多いほう　　回／週　　ロ．少ないほう　　回／週　　　回／月　　ハ．ほとんどしない）
　　　〈イ、ロを選んだ方へ〉
　　　　主に何を食べますか。　朝
　　　　　　　　　　　　　　　昼
　　　　　　　　　　　　　　　夕
　　　③だれが料理をしていますか。（　　　　　　　　　　　　　　　　　　　　　　　　）

（4） これまで食事に関して気をつけていたことがありますか（○をつけてください）。
　　　イ．油っこいものを避けていた
　　　ロ．塩分を控えめにしていた
　　　ハ．野菜をとるようにしていた
　　　ニ．アルコールの量を控えるようにしていた
　　　ホ．その他（　　　　　　　　　　　　　　　　　　　　　　　　　　　　　　）

（5） あなたの現在の体重、理想と思われる体重を書いてください。
　　　現在の体重（　　　　　）kg　　自分にとってもっとも健康的だと思う体重（　　　　　）kg

（6） 病院食の内容を知っていますか（1日量）。
　　　エネルギー（　　　　）kcal　　塩分（　　　　）g

参考：日本赤十字社医療センター循環器内科病棟調査用紙

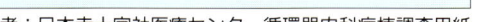

食事指導のための
アイディア・ノート
Idea Notes for The Dietary Teaching

「塩分は控えてくださいね」の一言では、なかなか実行できない患者さんに、薄味にする工夫や料理のアイディアを提供すると意外に意欲的に──といったケースがあります。漠然と指導するのではなく、患者さんには具体的な料理法や食品の選び方をパンフレットなどで、わかりやすく伝えたいもの。

制限を守るには、無理なく実行できる方法を工夫することが大切。豊富なアイディアの中から、その人に合った方法をアドバイスします。

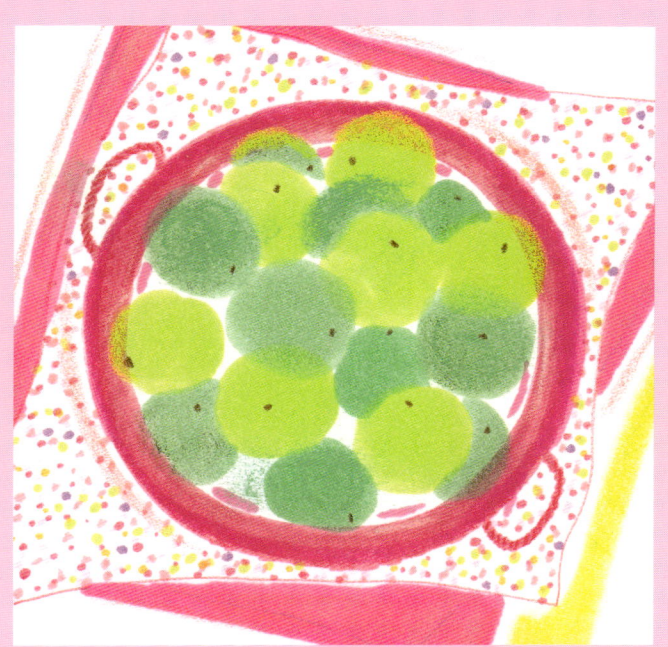

PART 2
Art of Nursing

食事指導は、まず相手を知ることから

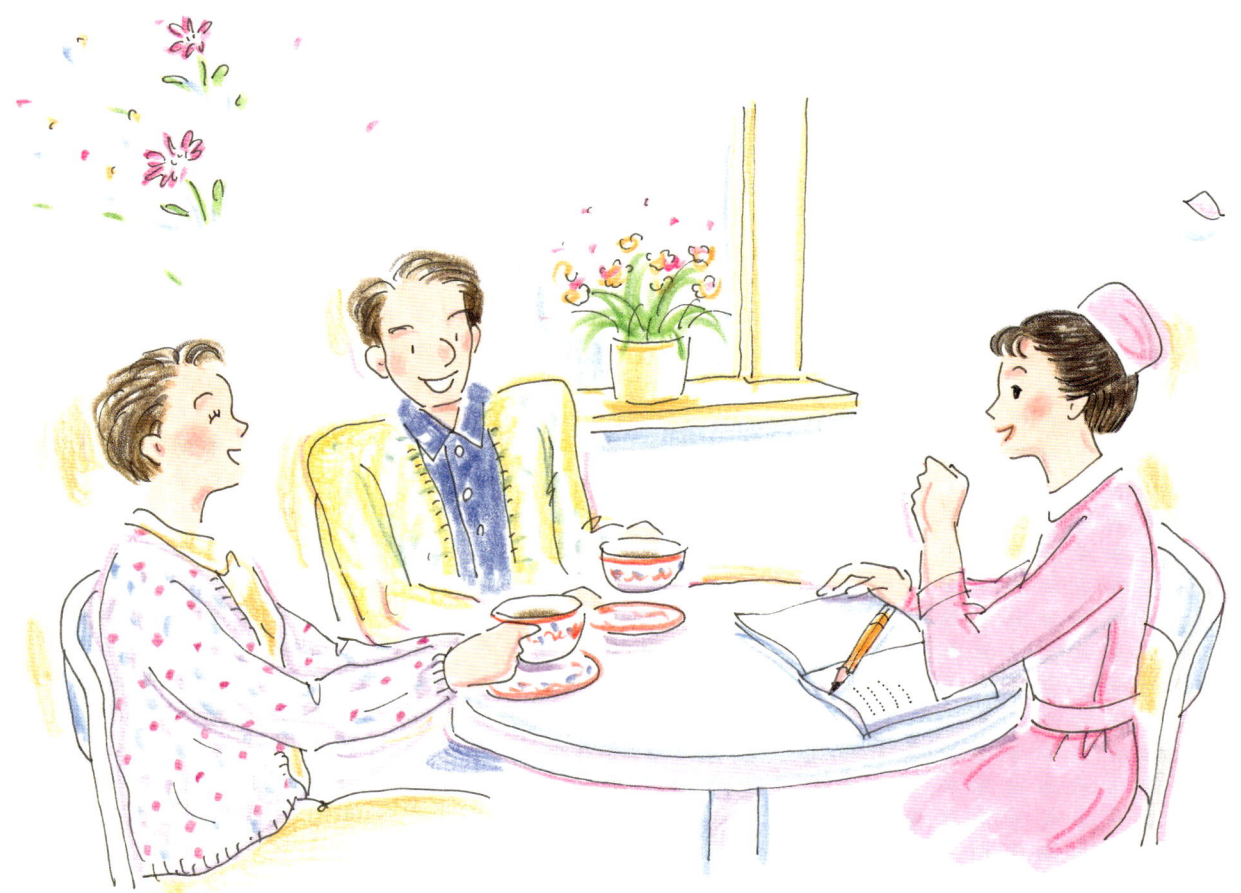

家族構成・好み・調理担当者…。情報収集が指導のカギ

面接などを通して、患者さんの年齢や性別はもちろん、家族構成・調理担当者とその調理能力・出生地・職業・食品の好み（甘い・辛い・脂っこいなど）・嗜好品（コーヒー・ジュース・アルコール・たばこ）などについて、確認しておくことが大切です。患者さんの生活を知って、はじめて効果的な指導が実現！

患者さんの理解力・実行力は？

「はい、よくわかりました！」
と患者のAさん。理解力抜群のAさんですが、その後の実行は、はかばかしくありません。内容が理解できなければ、もちろん実行はむずかしいものですが、理解できるからといって、実行が伴うとはかぎりません。
指導前に、患者さんの理解力・実行力をアセスメント。その人に合った計画を立てます。

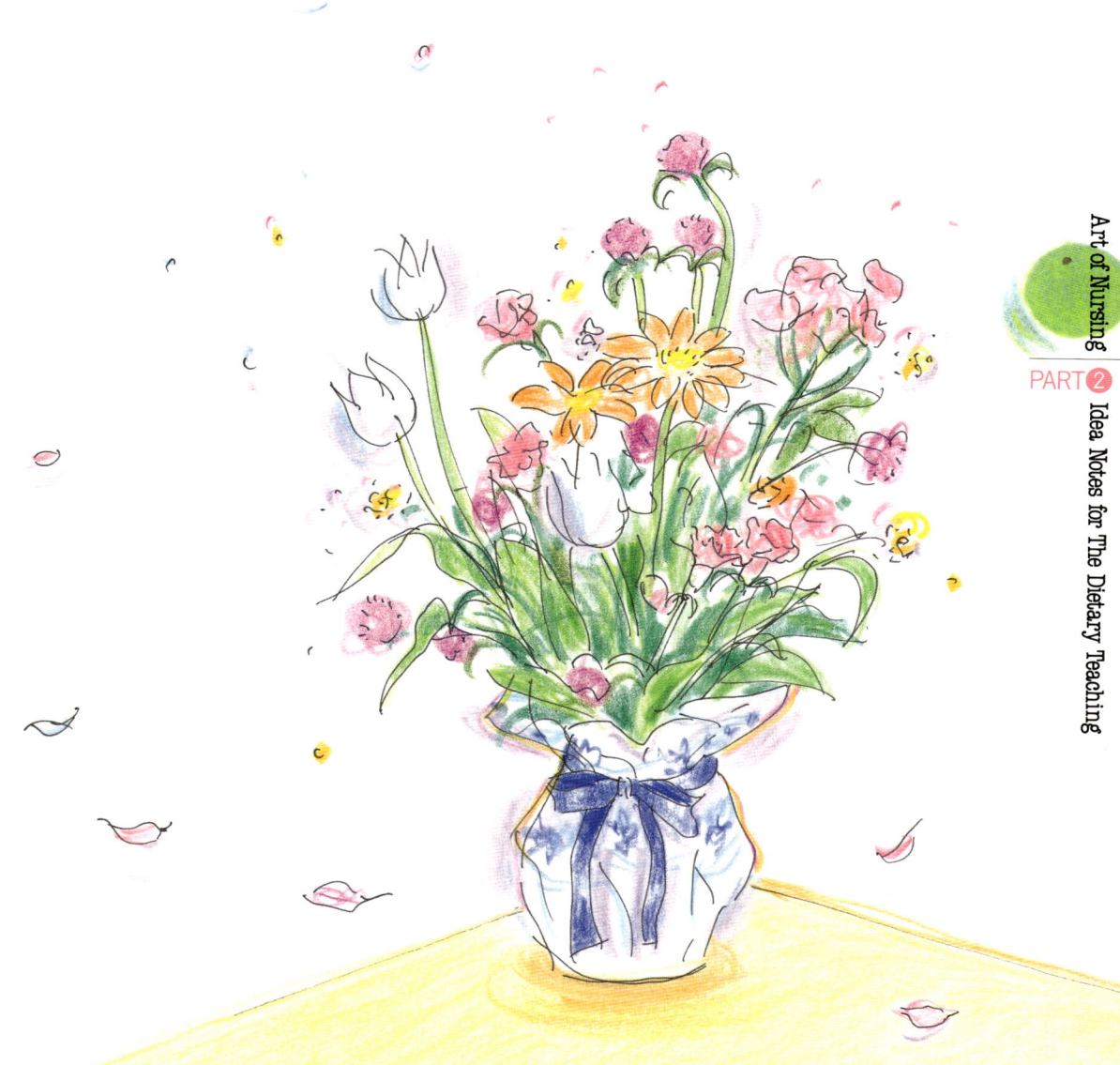

患者さんの
食事に対する考え方は？

グルメを自称し、"食べ歩きが趣味"という人に、一方的に外食を禁止するのは酷というもの。また、"朝食？　さあて、何を食べたっけな"というような食事無関心派の人に、急に詳しい指導をしても理解が得られないことも……。
患者さんの食事に対する考え方、生活の中で食事の占めるウエートは、確認したいポイントです。

食事療法の
必要性を理解している？

「酒をやめるぐらいなら死んだほうがましだ」などと言う人がいますが、本心からそう思っている人は、意外に少ないもの。
患者さんは、食事療法の必要性を理解しているのか、病気に対してどう思っているのか、何のために食事療法を行おうと考えているのかを確認しておきます。

どう食べたらいいのか、具体的に

食品・調理法を詳しく！

漠然と"塩分を控えてください"ではなく、どういう食品を、どのように調理すれば、塩分の少ない食事がとれるのか、具体的に話します。患者さん本人が調理しない場合は、実際に調理する人を交えて指導したいものです。

"何を食べるか"の前に、"どう食べるか"

あの食品はダメ、この食品がいいと言う前に、早食いやながら食い、間食や朝食抜きをやめ、1日3食、ゆっくり、きちんと食べることを徹底するほうが効果的。
特に早食いは、満腹感を感じる前に食べすぎてしまい、肥満のもとになります！

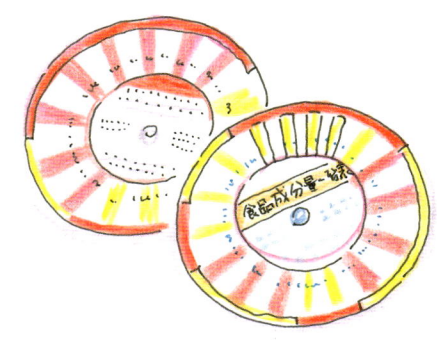

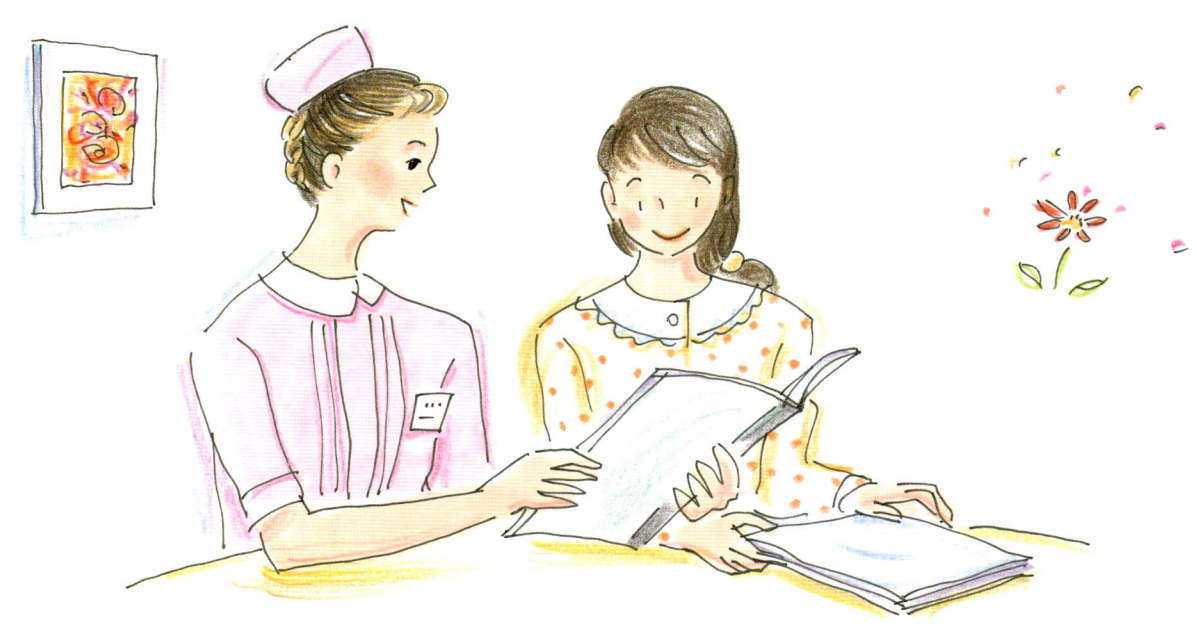

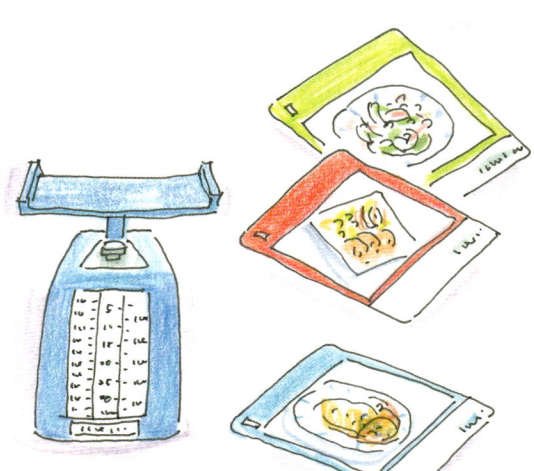

制限ばかりの食事指導は、失敗のもと

禁止食品を並べ立てるタイプの食事指導は、指導者にはラク。でも、患者さんには、とてもつらい経験です。
「こんなこと、実行できるはずがない」
と、食事療法をあきらめてしまうことさえあります。
絶対、一口も食べてはいけない食品など、めったにあるものではありませんね。

これまでの食事のよい面をほめると、患者さんにやる気が

食事に問題のある患者さんでも、すべてが悪いというケースは、まれ。
「Kさんは、朝食のバランスがとてもいいですね。夜のアルコールでエネルギーのとりすぎになっていらっしゃるようですから、1日の食事のとり方をごいっしょにみていきましょう」
など、食習慣のよい点をまず、積極的にほめます。これもダメ、あれも悪いと指摘するより、反対に患者さんの意欲を刺激します。

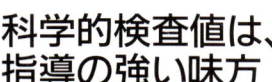

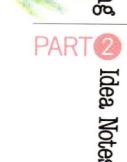

科学的検査値は、指導の強い味方

糖尿病で教育入院中のTさん。食事と血糖値、インスリンとの関係を説明され、1日に何度か血糖値を測定。食事と血糖値の関係を実感して理解するにつれ、食事療法への興味をみせ始めています。
科学的な検査値は、食事指導の強い味方。食事との関係を説明することで、患者さんに意欲が生まれます。

患者さんを
いつも見守って

食事記録は
患者さんごとに工夫します

患者さん自身が自分の食事を見直すためにも、食事指導の評価のためにも、食事の記録は大切です。

でも、ひとつのフォーマットをすべての患者さんにすすめるのは無理。その患者さんごとに、実行しやすい形式を工夫します。

"どうせ守れない"。あきらめや
決めつけは失敗のもと！

"どうせ、この人は守れないんだから"。ナースのこんなあきらめや決めつけは、敏感に相手に伝わり、患者さんは心を閉ざしてしまいます。指導以前に、ナースへの信頼感が失われ、指導もうまくいかない結果に……。

ひとりひとりの立場に立って、見守り続ける姿勢をとりたいものですね。

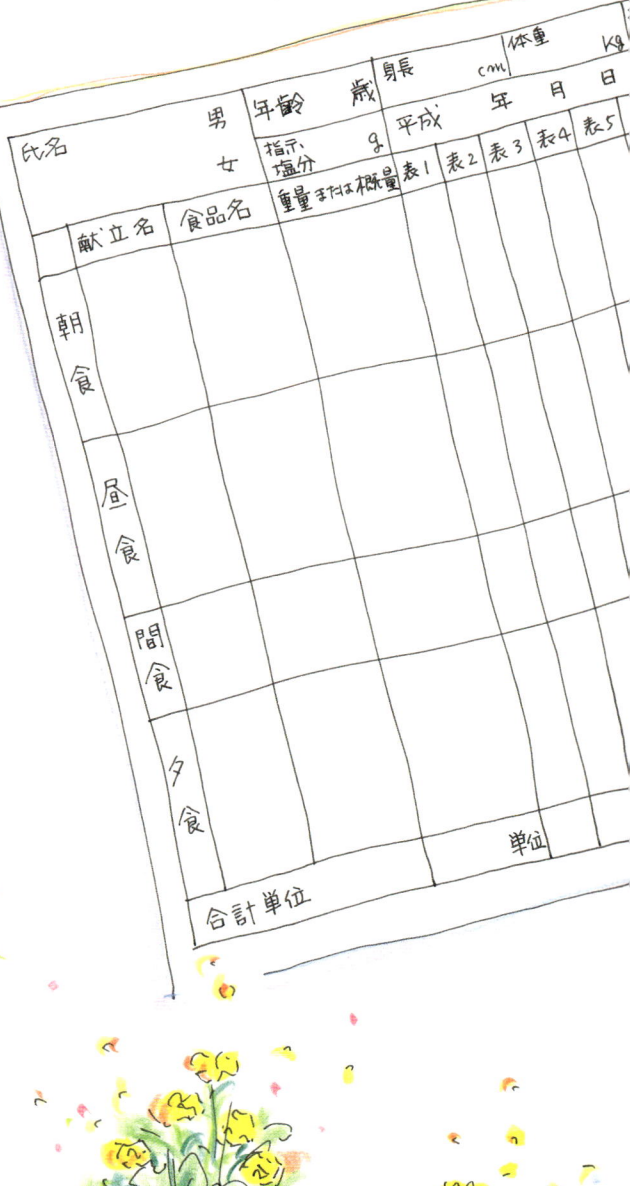

患者さんのプライドを
大切にしたい

食事指導の対象になるほとんどの患者さんが、人生の先輩・年上の方たち。食事が健康に大切なことは百も承知、長年続けた食習慣をとやかく言われるのは、愉快ではありません。

お手伝いさせていただくといった謙虚な姿勢で、いっしょに勉強していくつもりで接します。

軌道修正のチャンスを逃さず!

食事療法は、一生続けなければならないことも多く、1回の指導・ある期間の指導では不十分です。

継続的に患者さんを見守り、指導内容・食事療法の効果・患者さんの努力を評価。必要ならチャンスを逃さず、軌道修正を行います。

"妻まかせ"の患者さんには

Aさんにいくら説明しても、
「食事のことは、妻にまかせていますから」
などと、ひとごとのよう……。男性患者さんに多いこうしたケースでは、食事療法をするのは自分だという自覚が生まれないと、やはりうまくいきません。

"時々奥さんを手伝う""日曜日に自分で料理をしてみる""料理のバランスを気にしながら食べる"などのことを提案。自分のこととして考えていただきます。

指導が充実―アイディア・ノート
IDEA NOTES　No.1
塩分を減らしてもおいしい！ワンポイント・アドバイス

高血圧など、塩分を控える必要のある患者さんに、ただ制限するだけでは、実行は多難……。
おいしく実行できるコツを伝えたい。

薄味でもおいしい料理の秘密は？

● まず、鮮度のよい、旬の素材を用意。
● だし汁は手抜きせず、おいしく！

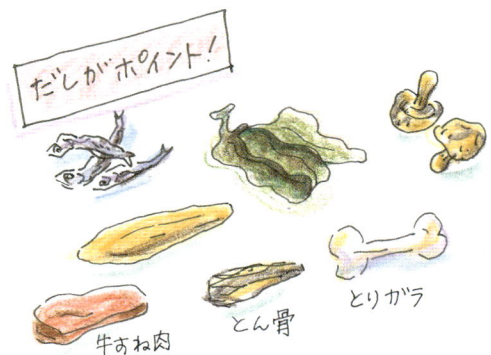

● 薄味の料理ばかりでなく、濃いめの味付けのものも取り合わせて、味に濃淡を。
● 温かいものは、温かいうちに。冷たいものは冷たくして。

味付けに酸味や香りを利用して

● 酢やレモン・ゆず・かぼす・グレープフルーツの酸味を利用すると、おいしく食べられます。

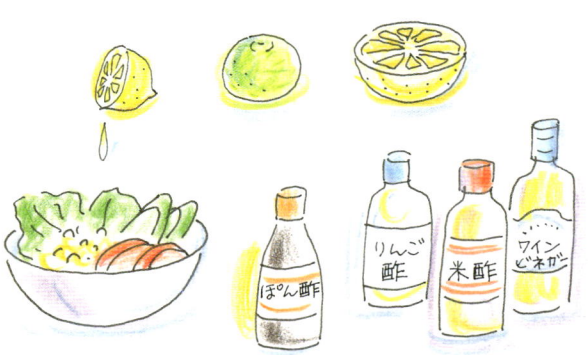

● こしょう・唐辛子・洋辛子・七味・わさび・ロリエ・タイム・セージ・カレー粉・ナツメグ・八角・山椒・しょうが・にんにくなど、香辛料を使います。
● 香草（タイム・ローズマリー・ペパーミント・バジル・しそ・穂しそ・たで・ラベンダー・ねぎ・パセリなど）も積極的に利用。
● ごま・くるみ・ピーナッツも。あえたり、かけたり。

加工食品の塩分に注意！

● 漬物は浅漬けか、甘酢漬けを少しに。
● 塩蔵品・干物は控えて、生魚を。
● かまぼこなど魚肉の練り製品や、ハム・ソーセージなどは、意外に塩分が多いので食べすぎないで。

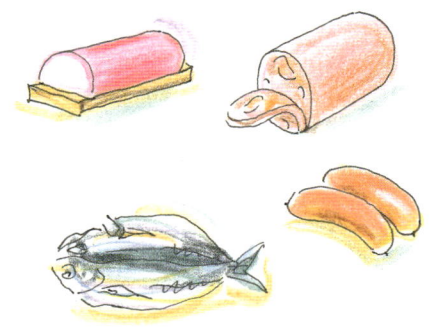

汁物を食べるコツ

●汁物は具だくさんにして、汁を少なめに。ゆずなど、吸い口を加えるとおいしさアップ。
●めん類は、主食にせず、おかずの1品として少し。めんつゆを残すと、塩分摂取量は半分に。

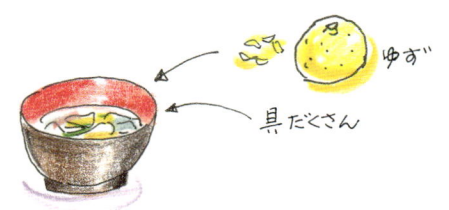

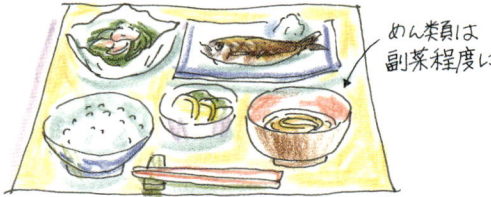

ご存じですか？ こんなこと

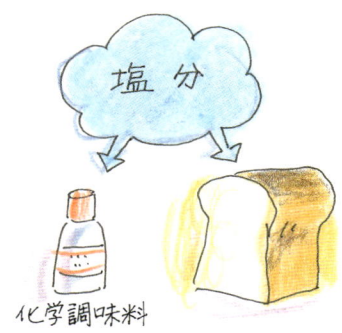

●とろろこんぶ・味付けのり・でんぶ・あみのつくだ煮の塩分は、比較的少ないのをご存じですか？「絶対ダメ」と禁止するより、少量食べて満足感を。
●パンにも塩分が。食べすぎに注意。
●化学調味料は塩の親類。なるべく使わないように。
●調味料はかけるより、小皿にとってつけると、とりすぎが防げます。

食塩を多く含む食品

区分	食品	食塩含有量(g)
主食	即席めん(揚・乾・味付け) 1袋100g	6.4
主食	うどん(乾) 1人前100g	4.3
主食	食パン 1枚60g	0.8
主菜・副菜	梅干し 1個10g	2.2
主菜・副菜	いか塩辛 大さじ2杯30g	2.1
主菜・副菜	たらこ(生) 1/2腹40g	1.8
主菜・副菜	すじこ 大さじ2杯30g	1.4
主菜・副菜	あじ干物 中1枚80g	1.4
主菜・副菜	たくあん 3切れ30g	1.3
主菜・副菜	かまぼこ(蒸し) 2枚50g	1.3
主菜・副菜	かぶ塩漬 1/2個分30g	1.3
主菜・副菜	塩ざけ 1切れ60g	1.1
主菜・副菜	丸干し(まいわし) 中2尾30g	1.1
主菜・副菜	プロセスチーズ 2枚40g	1.1
主菜・副菜	フランクフルトソーセージ 1本50g	1.0
主菜・副菜	プレスハム 2枚40g	1.0
主菜・副菜	焼きちくわ 1/2本45g	1.0
主菜・副菜	のりつくだ煮 大さじ1杯15g	0.9
主菜・副菜	しらす干し 大さじ2杯10g	0.7
嗜好品	スナック(小麦粉系) 1袋100g	1.8
嗜好品	スナック(ポテト系) 1袋90g	0.9
嗜好品	塩せんべい 1枚15g	0.3

調味料に含まれる食塩量

区分	食塩1g (小さじ1/5) = 減塩しょうゆ 小さじ2 = 濃いくちしょうゆ 小さじ1強	
しょうゆ		
ソース類	(すべて大さじ1)	(g)
ソース類	みそ(辛みそ)	2.2
ソース類	ウスターソース	1.6
ソース類	中濃ソース	1.1
ソース類	トマトケチャップ	0.7
ソース類	フレンチドレッシング	0.5
ソース類	ぽん酢	0.4
ソース類	マヨネーズ	0.3

指導が充実―アイディア・ノート
IDEA NOTES No.2

エネルギーを抑えても満足感！献立のコツ

エネルギーを抑えても、献立の工夫しだいでは十分に満足感のある食事が楽しめるもの。患者さんに知らせたい"ローエネルギーのコツ"、あれも、これも。

きのこ類・こんにゃく・海藻を利用

●低エネルギーのきのこ類・こんにゃく・海藻を常備。メニューに取り入れると、自然にエネルギーはダウン。

ローエネルギーのホープ、野菜料理

●野菜のあえ物・煮物・サラダなどは、エネルギーが低いわりに、満足感は高レベル。野菜料理のレパートリーを豊富に！
●目新しい中国野菜や西洋野菜にもチャレンジ！多種類の野菜を献立に加えると、満足感はさらにアップ。

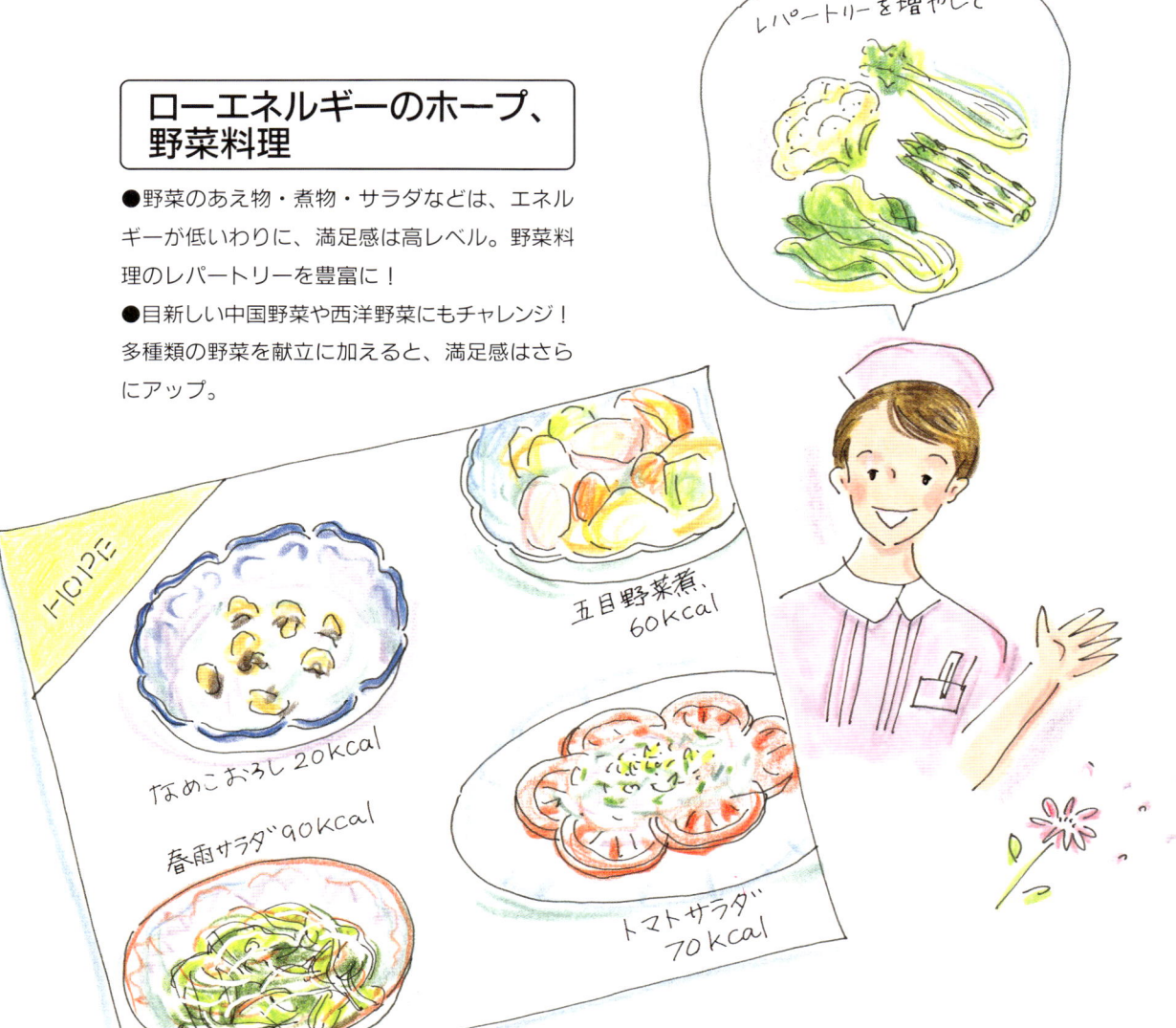

レパートリーを増やして

HOPE
なめこおろし 20kcal
春雨サラダ 90kcal
五目野菜煮 60kcal
トマトサラダ 70kcal

油を使わない料理を工夫して

- 油を使うとそれだけで高エネルギーに。テフロン加工のフライパン・電子レンジ・圧力がま・オーブン・トースター・グリルを利用すると、ノンオイルで調理できます。
- アルミホイルに包んで焼くのも便利。
- フライパンに、クッキングペーパーを敷いて焼いても、油なしで上手に焼けます。

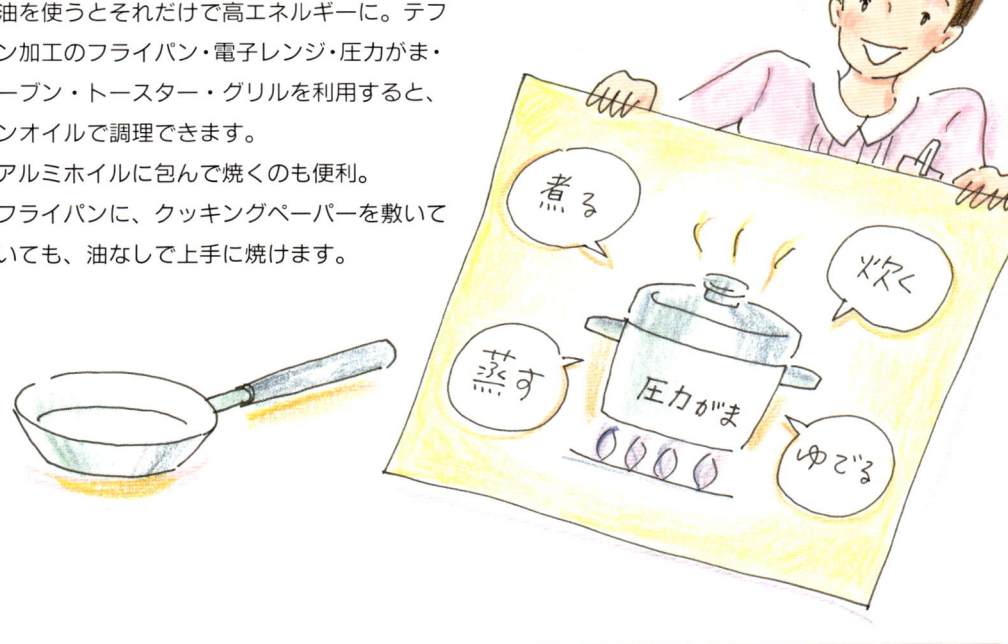

肉や魚はどういうふうに食べる?

- 肉や魚は、低エネルギーのものを選びます。

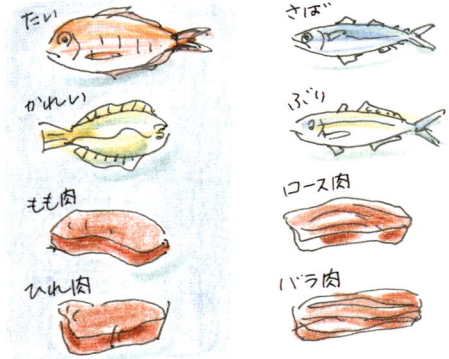

- 肉や魚は野菜を巻いたり、はさんだり。見た目を大きくすると、たくさん食べた感じに。骨つき肉・尾頭つきの魚・殻つきの貝・えびも同じ効果が。

低エネルギーの製品をかしこく活用

- ノンオイルのドレッシングを利用。
- 低エネルギーのマーガリンやローファットの牛乳・ヨーグルト・チーズも便利。
- 人工甘味料や人工甘味料使用のジャムを活用。

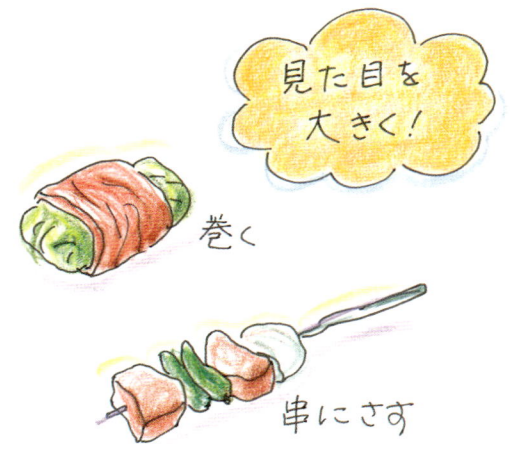

指導が充実—アイディア・ノート
IDEA NOTES　No.3

食物繊維をたっぷりとるには

食物繊維は、便秘予防の特効薬。そのほか、腸内でコレステロールや中性脂肪・ナトリウムなどの吸収を遅らせ、成人病を防ぐといわれます。たっぷり、とりたい！

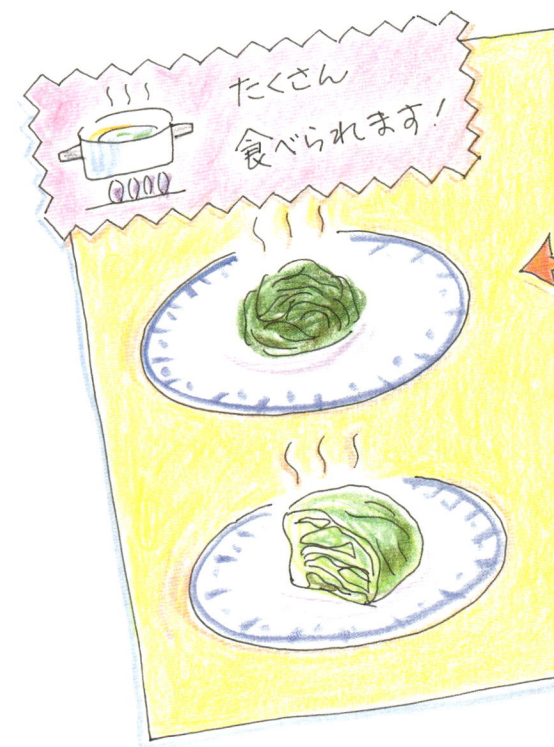

白米より、七分づき米など

●白米より七分づき米のほうが、食物繊維が多くとれます。麦ご飯や豆・芋の混ぜご飯も、高繊維食。
●パンは、胚芽入りパン・ライ麦パンなどがおすすめ。
●オートミールなど、食物繊維強化のシリアルも利用したい。

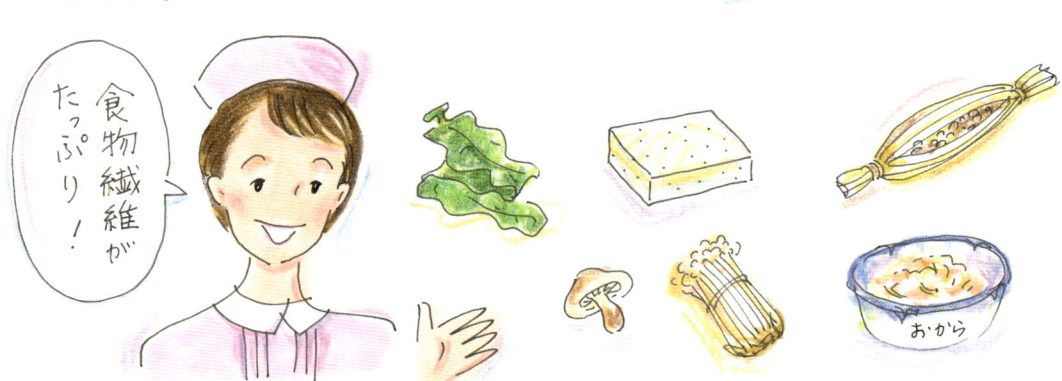

野菜・海藻・きのこ・こんにゃくを、必ずメニューに

●野菜・海藻・きのこ・こんにゃくは、低エネルギーで繊維がたっぷり。毎食、たくさん食べたい！
●野菜はサラダより、火を通して。かさが減って、たくさん食べられます。

豆類もお忘れなく！

●豆類も心強い高繊維食品。
●納豆やおからなど、大豆の加工食品にも繊維がたっぷり。

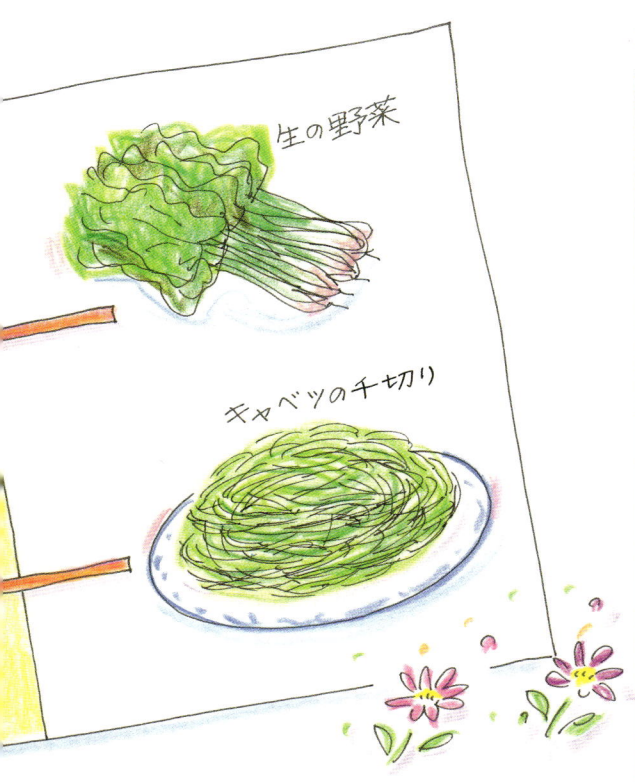

生の野菜

キャベツの千切り

果物・ジュースは？

- 果物にも食物繊維が含まれています。
- ジュースは繊維を除いた絞り汁です。
- 繊維入りの飲料は、飲みすぎによる繊維のとりすぎに注意。

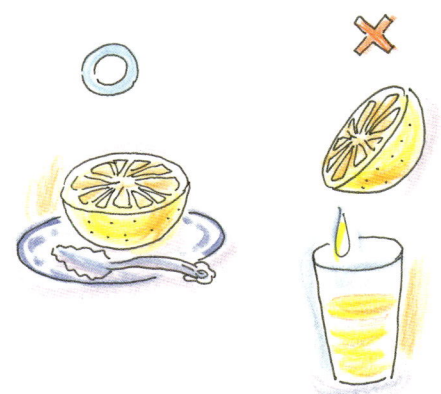

食物繊維を多く含む食品

	食品	食物繊維含有量（g）
主食	オートミール 1人前50g	4.7
	ゆでそば 1玉200g	4.0
	ライ麦パン 2枚60g	3.4
	干しうどん（乾）1人前100g	2.4
	米（玄米）1/2カップ	2.3
	ブドウパン 1枚60g	1.3
主菜・副菜	とうもろこし 中1本200g	6.0
	おから 1人前50g	5.8
	干し柿 中1個40g	5.6
	いんげん豆（乾）12～13粒20g	3.9
	小豆（乾）大さじ2杯20g	3.6
	かぼちゃ（西洋）1人前100g	3.5
	糸引き納豆 小1包50g	3.4
	大豆（乾）大さじ2杯20g	3.4
	ブロッコリー 1人前70g	3.1
	かんぴょう（乾）1人前10g	3.0
	ごぼう 1人前50g	2.9
	菜の花 1人前70g	2.9
	芽キャベツ 4～5個50g	2.8
	枝豆 1人前50g	2.5
	キウイフルーツ 1個100g	2.5
	おくら 4～5本50g	2.5
	さつまいも 中1/2本100g	2.3
	干しひじき（乾）1人前5g	2.2
	ほうれんそう 1人前70g	2.0
	切り干し大根（乾）1人前10g	2.0
	きな粉 大さじ2杯10g	1.7
	さといも 中1個50g	1.2
	凍り豆腐 1枚20g	0.4

※1人前＝煮物やおひたしなどにする際の1人分

指導が充実—アイディア・ノート
IDEA NOTES　No.4

かしこい脂質のとり方

脂質を含む食品や油は、とりすぎると肥満や成人病のもとになる反面、極端な制限は体によくない結果に……。脂質の種類を知って、かしこくとる知恵が必要です！

もっと魚介類を！

● n−3系多価不飽和脂肪酸と n−6系多価不飽和脂肪酸の日本人の平均摂取比率は1：4程度。若年層では1：10と n−6に偏っています。
● 若い人たちには、サラダオイルを控え、もっと魚介類を食べてほしいものです。

脂質の種類は、動物性・植物性だけではありません！

● 脂質は、動物性脂肪・植物性脂肪の2分類ではなく、脂肪酸の種類で考えることが必要。
① 飽和脂肪酸→獣肉類の脂肪に多い
② n−3系多価不飽和脂肪酸（α−リノレン酸・EPA・DHA）→魚介類の脂肪に多い
③ n−6系多価不飽和脂肪酸（リノール酸・アラキドン酸）→植物油に多い
④ 1価不飽和脂肪酸→なたね油・オリーブオイルに多い
● n-3系：n-6系＝1：3〜1：4程度が適当。

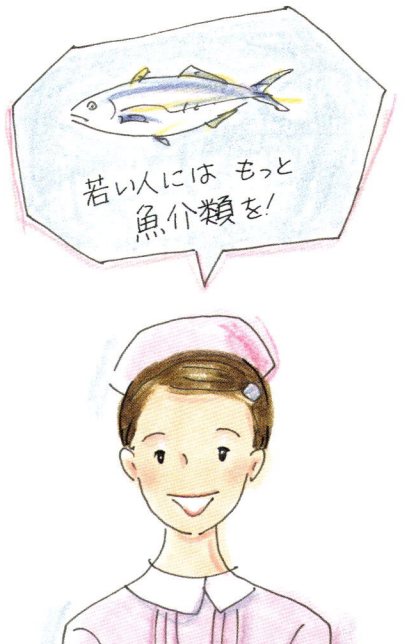

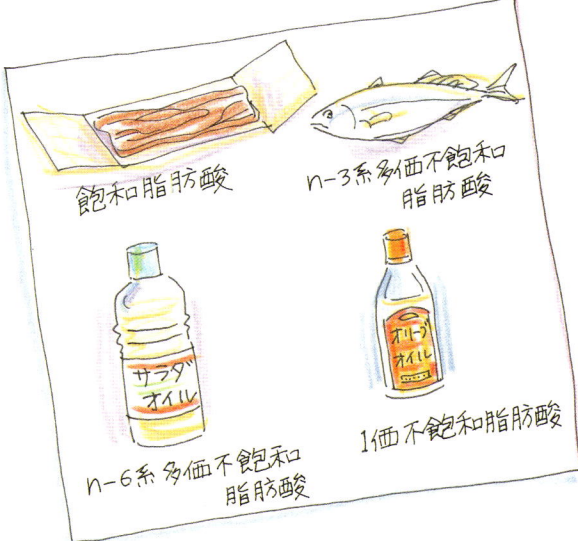

※肉類にも不飽和脂肪酸が、魚油にも飽和脂肪酸が含まれますが、それぞれ脂肪酸組成の中で特徴的なものを示しています。

動物性脂肪のとりすぎは動脈硬化のもと

● 不飽和脂肪酸／飽和脂肪酸（P／S比）＝1〜1.5が適当。魚油・植物油（不飽和脂肪酸）を動物性脂肪（飽和脂肪酸）の1〜1.5倍、食べようというわけです。動物性脂肪のとりすぎは、動脈硬化を招きます。
● 反対に、むやみに不飽和脂肪酸を増やすのもよくありません。

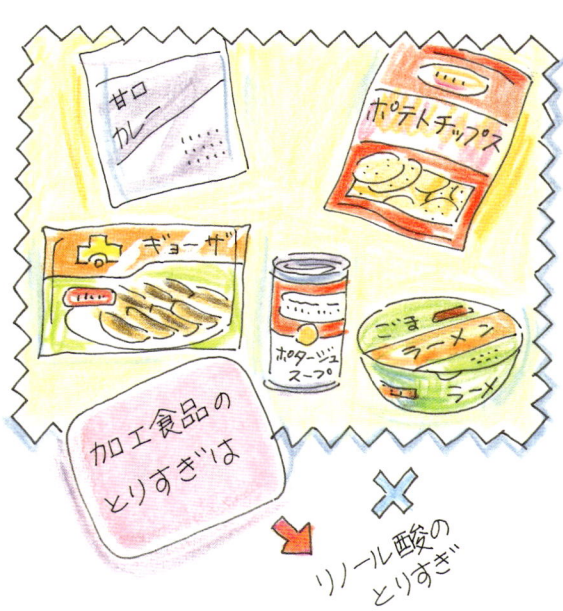

むやみな脂質制限に注意して

● リノール酸・リノレン酸・アラキドン酸は人体では作れない必須脂肪酸。極端な脂質制限をすると、不足してしまいます。

● あまりに脂質を制限すると、脂溶性ビタミン（ビタミンA、E、D、K）の吸収が悪くなります。

守りたい、"揚げ物3原則"

① 揚げ物を食べる日は、ほかにはいっさい油をとらないようにします。

② 油のとりすぎを防ぐには、天ぷらは下のイラストの大きさで4つまで。

③ 衣40kcal（下の表参照）につき、ご飯を2口残す気持ちで。

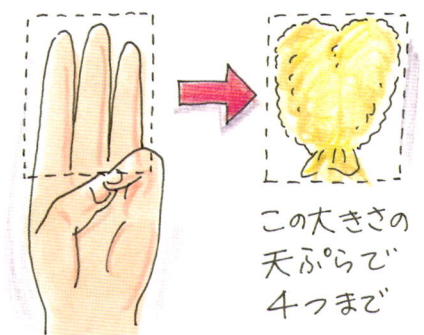

この大きさの天ぷらで4つまで

"リノール酸信仰"は昔の話

● 以前、「リノール酸がコレステロールを下げ、動脈硬化を予防する」といわれ、リノール酸がもてはやされましたが、その後、同時にHDLコレステロールも下がってしまうことがわかりました。

● 加工食品には植物油が使われていることが多いもの。加工食品に偏った食事をしていると、リノール酸をとりすぎてしまうので注意。

揚げ物の吸油量とエネルギー

揚げ物の種類	中身	衣の量	吸油量	合計エネルギー
とんかつ（手のひら大）	豚ロース肉60g 190kcal	小麦粉・パン粉20g 80kcal	10g 80kcal	350kcal
魚のフライ（手のひら大）	たら60g 50kcal	小麦粉・パン粉20g 80kcal	10g 80kcal	210kcal
とりのから揚げ	とり肉60g（中1切れ）120kcal	かたくり粉4g 15kcal	5g 40kcal	175kcal
天ぷら	大正えび30g（中1尾）25kcal	小麦粉6g 25kcal	5g 40kcal	90kcal
	きすの開き25g（小1尾）25kcal	小麦粉6g 25kcal	5g 40kcal	90kcal

指導が充実—アイディアノート
IDEA NOTES No.5

カルシウムの多い献立

カルシウムは日本人に不足しがちな栄養素。1日600〜700mg必要とされています。閉経後の女性は骨粗しょう症の予防に、1日800mg程度が必要といわれます。

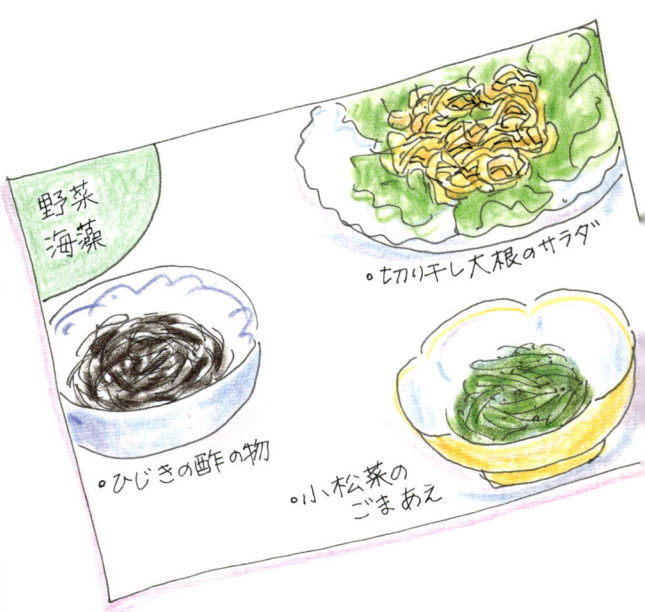

カルシウムの多い料理あれこれ

- 乳製品を上手に利用。
- 魚介類を使います。
- 青菜や海藻もカルシウムが豊富。

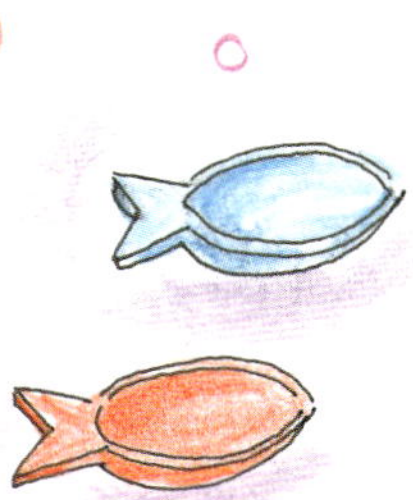

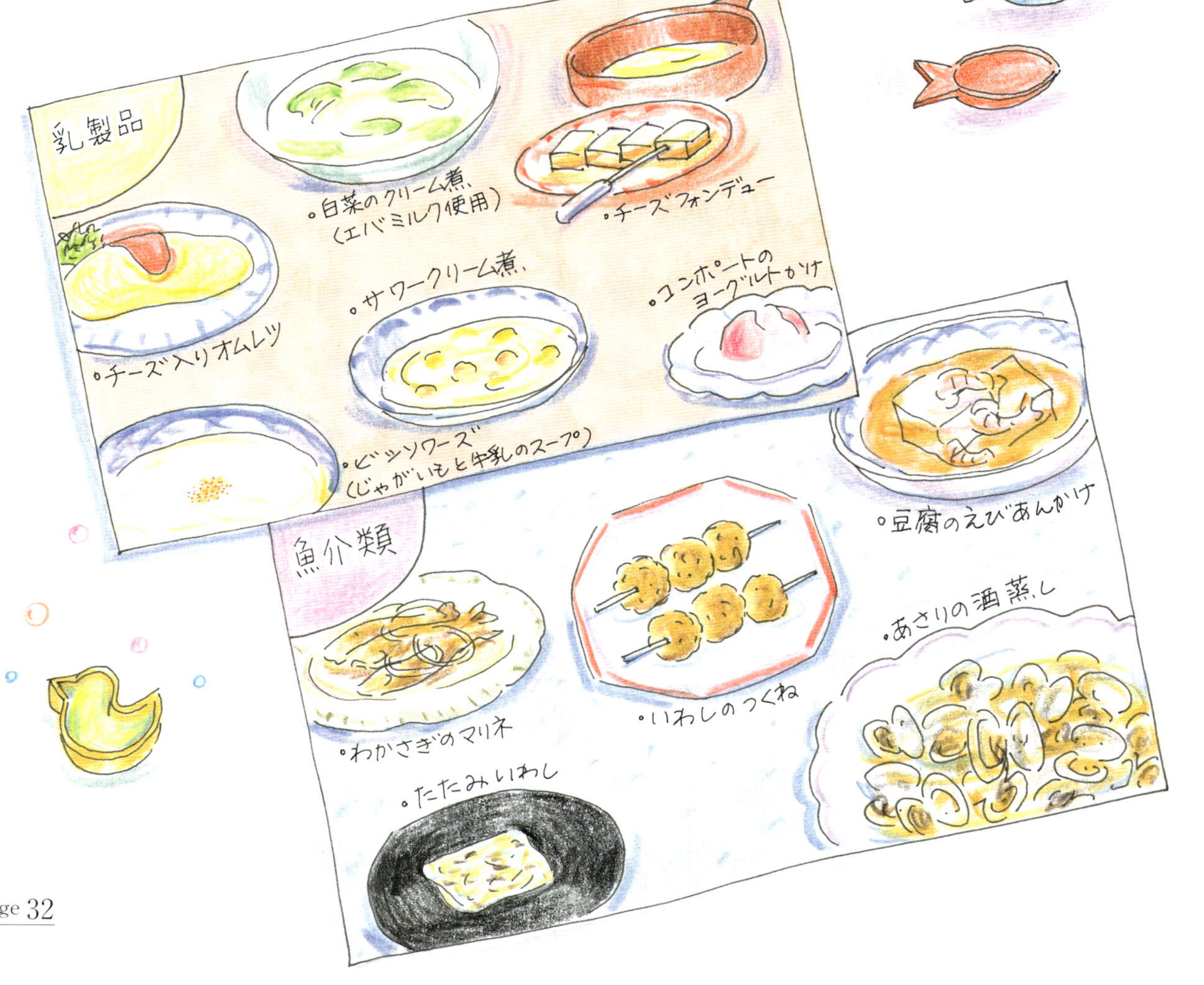

乳製品
- チーズ入りオムレツ
- 白菜のクリーム煮（エバミルク使用）
- チーズフォンデュー
- サワークリーム煮
- コンポートのヨーグルトかけ
- ビッソワーズ（じゃがいもと牛乳のスープ）

魚介類
- わかさぎのマリネ
- いわしのつくね
- 豆腐のえびあんかけ
- あさりの酒蒸し
- たたみいわし

野菜・海藻
- 切り干し大根のサラダ
- ひじきの酢の物
- 小松菜のごまあえ

牛乳のカルシウムは、吸収しやすい優等生

●牛乳のカルシウムは吸収率が高いので、積極的にとりたいもの。嫌いな人は、料理に使うなどの工夫を。
●海藻や小松菜のカルシウムは、食物繊維やフィチン酸が吸収を妨げ、効率がよくありません。

スナック菓子をマーク！

●リンを過剰にとると、カルシウムの吸収を妨げるのをご存じですか？
スナック菓子やインスタントラーメンには、リンが多いので、ほどほどに。

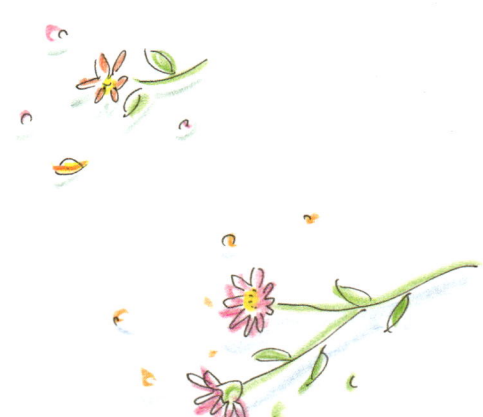
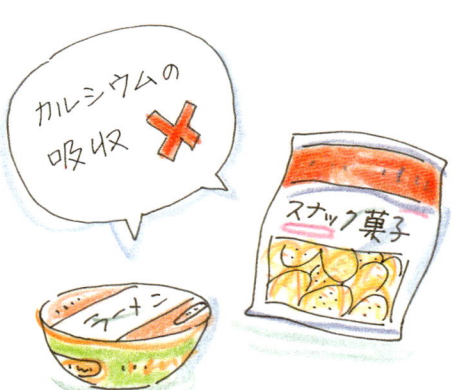

カルシウムを多く含む食品

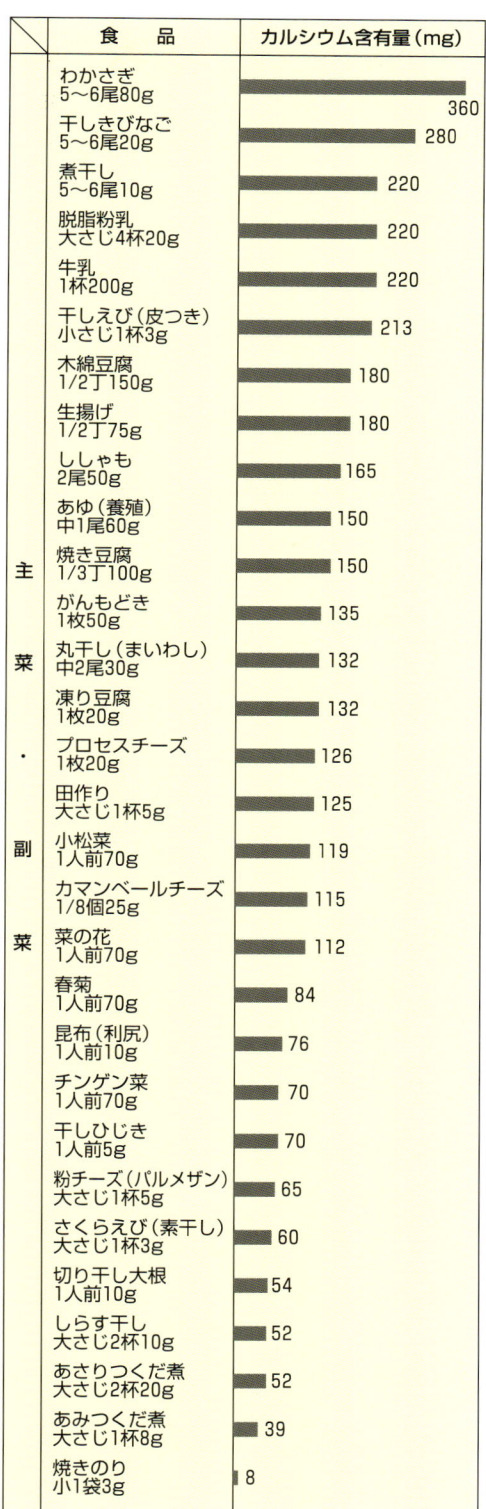

	食品	カルシウム含有量(mg)
主菜・副菜	わかさぎ 5～6尾80g	360
	干しきびなご 5～6尾20g	280
	煮干し 5～6尾10g	220
	脱脂粉乳 大さじ4杯20g	220
	牛乳 1杯200g	220
	干しえび（皮つき） 小さじ1杯3g	213
	木綿豆腐 1/2丁150g	180
	生揚げ 1/2丁75g	180
	ししゃも 2尾50g	165
	あゆ（養殖） 中1尾60g	150
	焼き豆腐 1/3丁100g	150
	がんもどき 1枚50g	135
	丸干し（まいわし） 中2尾30g	132
	凍り豆腐 1枚20g	132
	プロセスチーズ 1枚20g	126
	田作り 大さじ1杯5g	125
	小松菜 1人前70g	119
	カマンベールチーズ 1/8個25g	115
	菜の花 1人前70g	112
	春菊 1人前70g	84
	昆布（利尻） 1人前10g	76
	チンゲン菜 1人前70g	70
	干しひじき 1人前5g	70
	粉チーズ（パルメザン） 大さじ1杯5g	65
	さくらえび（素干し） 大さじ1杯3g	60
	切り干し大根 1人前10g	54
	しらす干し 大さじ2杯10g	52
	あさりつくだ煮 大さじ2杯20g	52
	あみつくだ煮 大さじ1杯8g	39
	焼きのり 小1袋3g	8

※1人前＝煮物やおひたしなどにする際の1人分

指導が充実－アイディア・ノート
IDEA NOTES　No.6

野菜・果物をたっぷり、おいしく食べるコツは？

ビタミンやミネラルが豊富で、食物繊維を含んだ野菜や果物は、日ごろの工夫でかしこくとりたいもの。ただし、果物はエネルギーの高いものがあるので、食べすぎに注意！

買い方にひと工夫

- 多少高くても、新鮮なものを少しずつ買うのがおいしく食べるコツ。
- 玉ねぎ・じゃがいもは保存がきくので常備。
- きゅうり・トマトはすぐに食べられるので便利。いつでも冷蔵庫に。
- 冷凍野菜をかしこく利用。少しずつ、いつでも使え、栄養価も生鮮品とあまり変わりません。
- 長期保存がきく缶詰の野菜をストック。

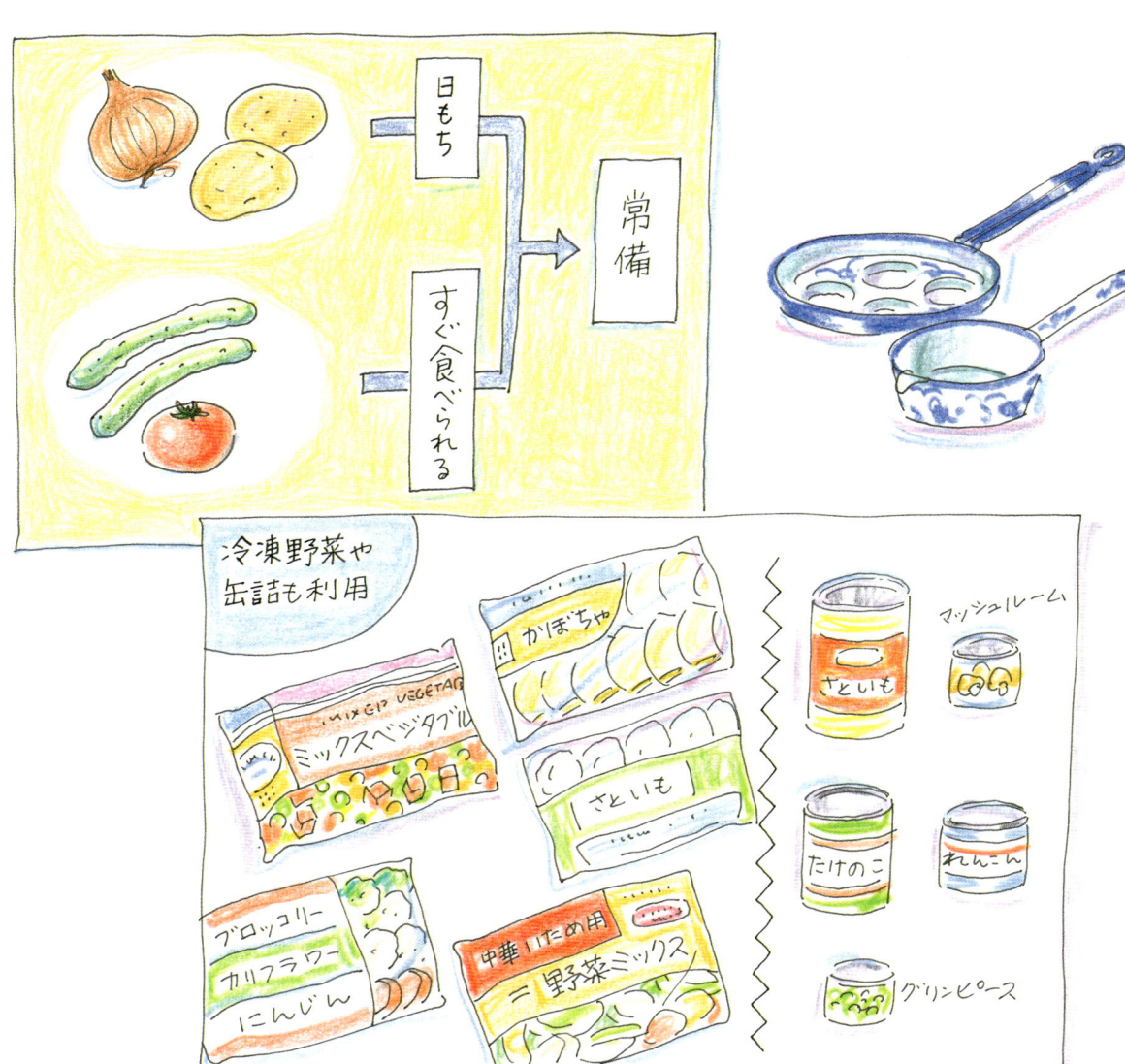

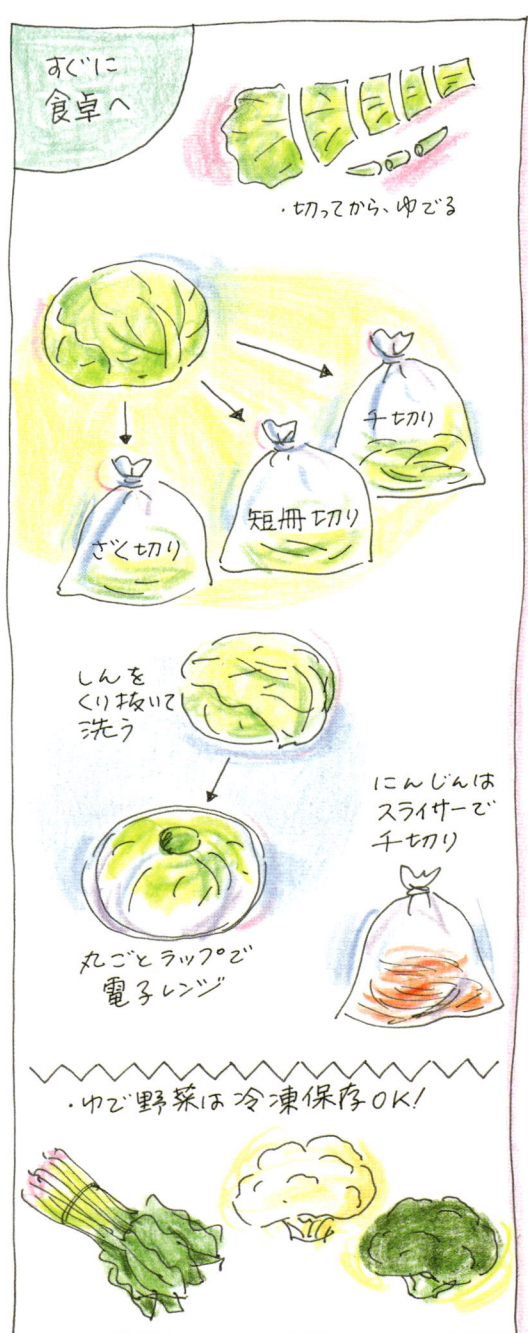

野菜をかしこく保存、すぐに食卓へ

- 青菜やいんげんは切ってから、ゆでておくと、すぐに利用できます。
- キャベツは、千切り・短冊切り・ざく切りなど、切り方を変えてビニール袋へ。冷蔵庫に保存するといろいろに使えて便利。
- キャベツのしんをくり抜いて洗い、丸ごとラップ。電子レンジにかけるとゆでたようになります。冷蔵庫に保存して、おひたしにしたり、ロールキャベツに使ったり。
- レタスはしんをくり抜いて中までよく洗います。水を切って、ビニール袋に入れ、冷蔵庫に保存すると、すぐに食べられます。
- にんじんは、スライサーで千切りに。サラダ・煮物・スープの具などに活躍。
- ゆで野菜は、冷凍保存が可能。

手軽な食べ方、バリエーション

- ドレッシング・マヨネーズ・ポン酢などを数種類用意しておくと、いろいろなサラダが楽しめます。
- 適当に切って塩もみ。皿や、水をはったボールを重しにすれば、簡単に即席漬けのできあがり。

果物をおいしく！

- 果物を買ってきたら、1個ずつラップに包むのが保存のコツ。
- バナナなど熱帯の果物は、冷蔵庫に入れると黒くなります。常温保存で。
- 甘くないタイプの缶詰も出ているので、一度試してみては。

指導が充実—アイディア・ノート
IDEA NOTES　No.7

外食の多い患者さんにアドバイス

すべての人が1日3食、家で食事をするのは現代では不可能というもの。外食をかしこく、健康的にとるためのコツを身につけたい。

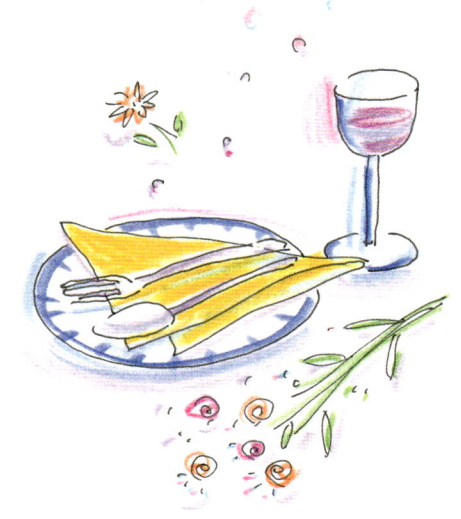

［和風料理の場合］

和風料理はローエネルギー!?

● 和風料理は素材をそのまま生かす調理法が多く、洋風や中華に比べてエネルギーは低め。でも中には、エネルギーの高い素材（ぶり・うなぎなど）や油を使った料理（揚げ物など）があるので注意！

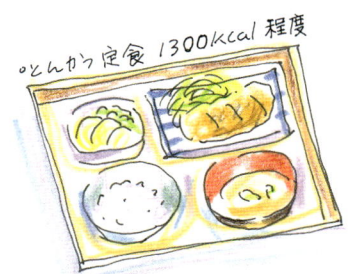
とんかつ定食 1300kcal 程度

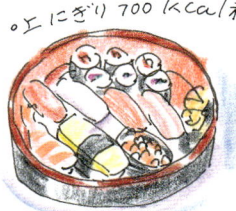
上にぎり 700kcal 程度

栄養のバランスのいいメニュー

● 定食ものは比較的、栄養のバランスのいいおすすめメニュー。主食の量を調節して、食べすぎを防止します。
● めん類は、具だくさんで卵や肉などタンパク質食品の入ったものを選びます。ざるそばなどは、エネルギーは低いものの、栄養が偏っています。
● どんぶりものは、ご飯の食べすぎに注意。
● すしは、1人前盛りで"並"がおすすめ。"上"になるほど、高エネルギーです。押しずし・ちらしずしは、見た目よりご飯が多いので、食べ残して調節します。
● 弁当は、ご飯が見た目より多め。食べ残して調節します。揚げ物の多いおかずは避けて。

和食で塩分をとりすぎないコツは？

● 漬物や汁物は、必ず残すのが賢明。
● めんつゆも残します。
● しょうゆやソースは、できるだけ控えめに。
● すし飯には1人前2g程度の塩分が。つけしょうゆはできればやめ、吸い物・ガリは残します。
● 弁当類は味の濃いおかずがほとんど。漬物やつくだ煮は、必ず食べ残します。

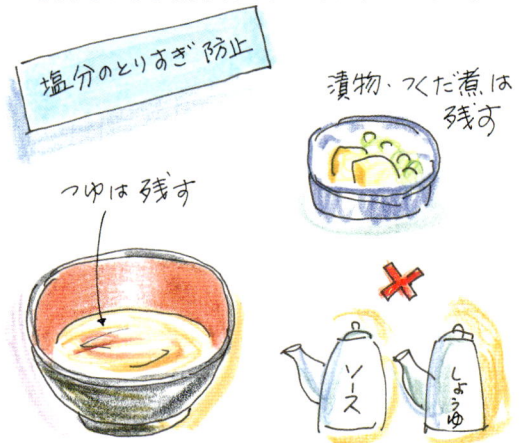
塩分のとりすぎ防止
漬物・つくだ煮は残す
つゆは残す

[中華料理の場合]

中華料理は食べすぎないで

- 中華料理には、必ず油が使われています。たとえ煮物でも、下ごしらえの段階で油をくぐらせている場合がほとんど。油はエネルギーが高いので、食べすぎないことが大切です。
- 多種類の材料・香辛料・調味料が使われているので注意。店の人に聞いたり、外食ガイドブックで確認を。
- 1食中華料理を食べたら、他の2食では油をとらない工夫を。
- 中華めん類は、そばやうどんより1人前の量が多く、高エネルギー。食べすぎないで。
- ギョーザやシューマイの皮は、主食と同じ。主食を減らして調節します。
- ひき肉は脂が多いので、食べすぎないよう注意。タンやミノも高脂質・高エネルギーなので、食べすぎないようにします。

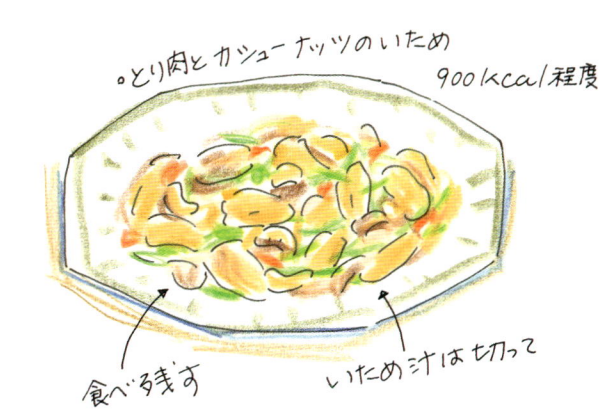

とり肉とカシューナッツのいため 900kcal程度
食べ残す
いため汁は切って

中華料理で塩分を控えるには

- 中華料理は1人前の量が多いので、塩分が多くなりがち。いため汁は切って食べるなどの工夫をします。
- ザーサイやスープは食べ残します。
- あんかけのラーメンは、避けたほうが無難。
- うま味調味料のグルタミンソーダは、ナトリウムと同じ。評判を確認し、本格的に調理している店を選びます。

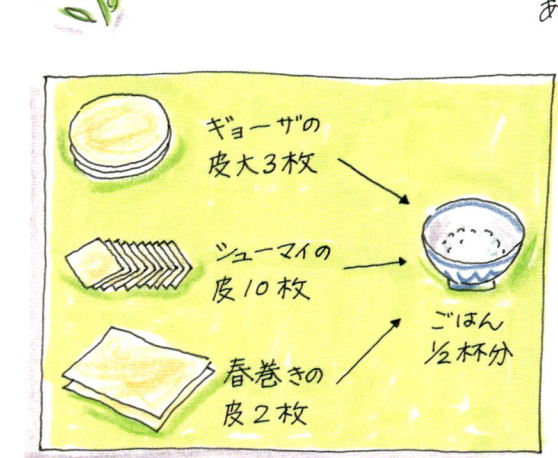

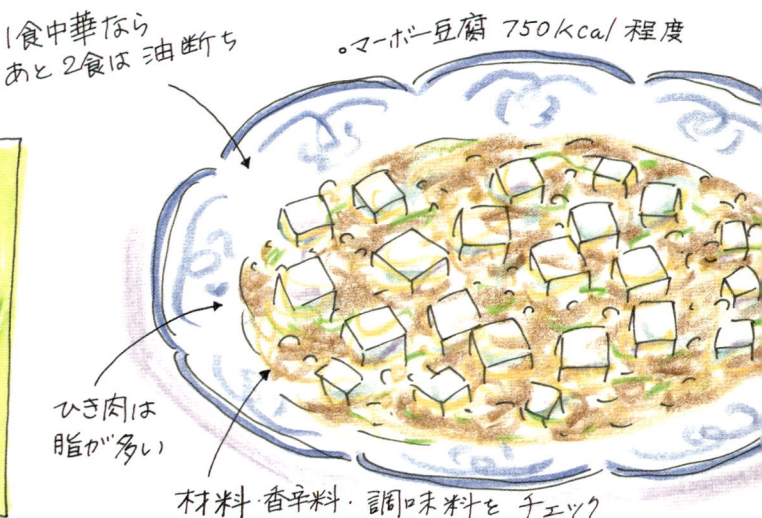

ギョーザの皮 大3枚
シューマイの皮 10枚
春巻きの皮 2枚
ごはん ½杯分

1食中華ならあと2食は油断ち
マーボー豆腐 750kcal程度
ひき肉は脂が多い
材料・香辛料・調味料をチェック

page 37

［洋風料理の場合］

洋風料理は高エネルギー。食べ残す覚悟を！

●洋風料理は、一般に高エネルギー。おまけにバターやクリーム・ソース・ドレッシングなどの油が全体にしみこんでいて、エネルギー調節のむずかしい料理。大量に食べ残す覚悟が必要です。

●1食を洋食にしたら、他の2食では油をとらないようにします。

●フライよりソテー、肉料理より魚料理というふうに、比較的あっさりしたものを選んで、なるべくエネルギーを抑えるようにします。

ポークカレー 1000kcal 程度

ミックスフライセット 1100kcal 程度

塩分調節は簡単です

●洋風料理は和食や中華に比べ、塩分が少ない料理。スープを残したり、ドレッシングやソースを控えるだけで調節できます。

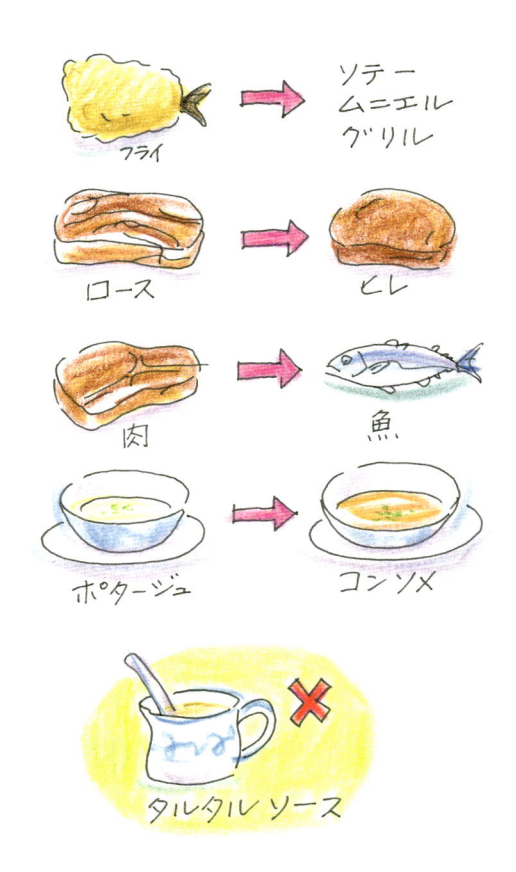

フライ → ソテー ムニエル グリル

ロース → ヒレ

肉 → 魚

ポタージュ → コンソメ

タルタルソース ✗

野菜が少ない時は、サラダを追加

●野菜の少ない料理の時は、サラダを追加。

●ピラフなど、ほとんどタンパク質食品や野菜が含まれないものは、栄養が偏っているので避けます。

［軽食の場合］

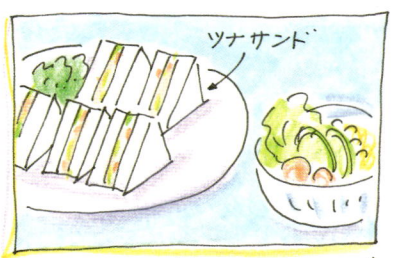

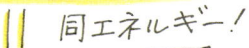

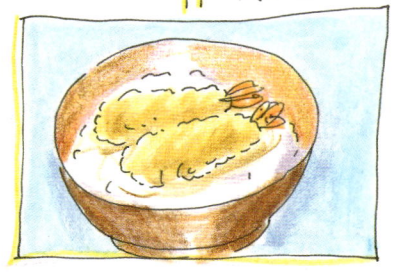

軽食は、実は"重食"。意外に高エネルギー

●軽食は口当たりが軽く、手軽に食べられるため、エネルギーも低いと錯覚しがち。実はツナサンドとサラダのセットで、天丼と同じエネルギーがあるのです。
バターやマーガリン・マヨネーズ・ソーセージ・ベーコン・チーズ・ひき肉など、高エネルギーの材料が使われているのが原因。
●炭酸飲料・シェイク類は高エネルギー。牛乳・野菜ジュース・果汁などは、比較的低エネルギーです。砂糖・ミルクを入れないお茶類は、ノーエネルギー。
●フライドポテトは、Sサイズでもご飯1杯半のエネルギー。避けたい食品です。

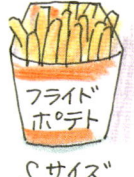

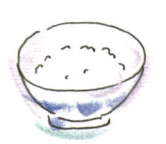

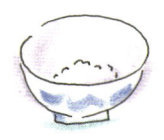

軽食で栄養のバランスをとるには

●なるべく具の多いものを選びます。
●ファーストフードは単品を組み合わせ、テイクアウト。野菜や果物を加えます。

ハムやソーセージ、ピザの塩分に注意！

●軽食の場合、塩分は問題ありません。
ただ、ハムやソーセージなどの加工食品には塩分が含まれるので、食べすぎに注意。
●ピザは、チーズ・ドライサラミ・ピザソースなどに塩分が含まれ、高塩分です。

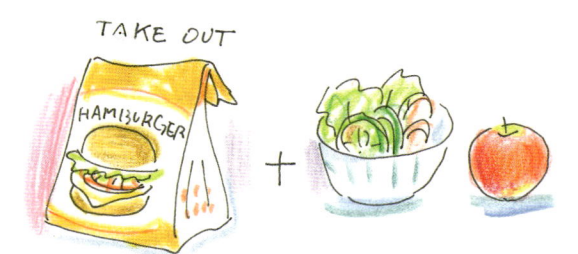

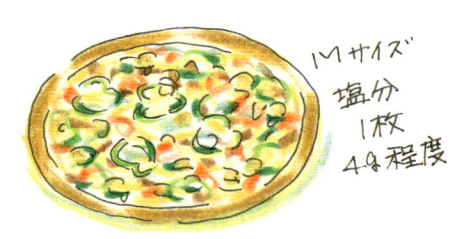

疾患別・食事指導のポイント
The Key Points for Each Disease

成人病など、慢性疾患が疾病の中心になった今、多くの患者さんにとって食事療法は大切な治療手段。患者さん自身が、疾患と食事療法の関係を理解して、自己管理していくことが大切です。

患者さんが食事療法でつらく思うこと、つまずきやすいこと──ナースはその疾患ごとに異なる援助のポイントを見逃さず、ケアを行います。ナース自身も新しい知識を取り入れて、不必要な制限をすることのないよう気をつけたいものです。

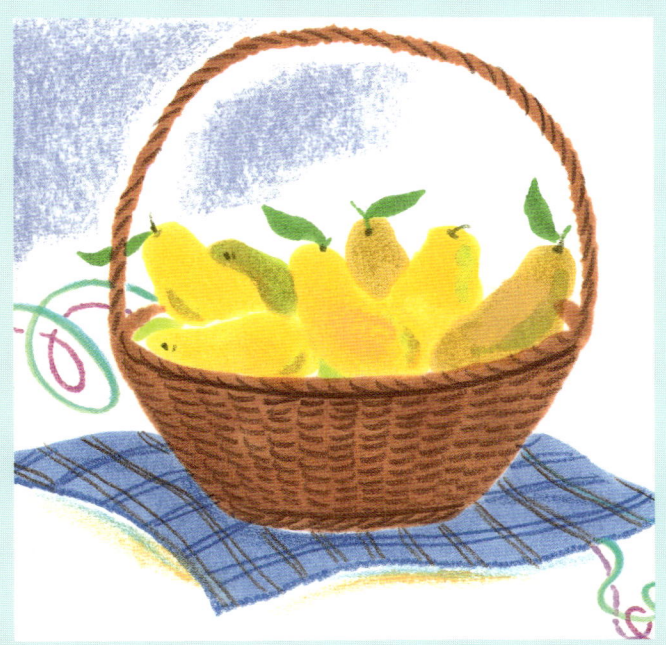

PART 3
Art of Nursing

心不全

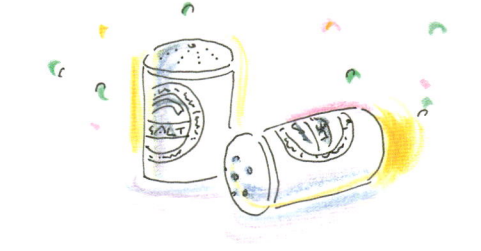

食事療法の基本

- 減塩によるナトリウム制限。
→ 食塩の過剰摂取により循環血液量が増加し、心不全が悪化するのを防止。
- 標準体重を維持する摂取エネルギー。
→ 肥満の解消。
- 重症例では水分制限。

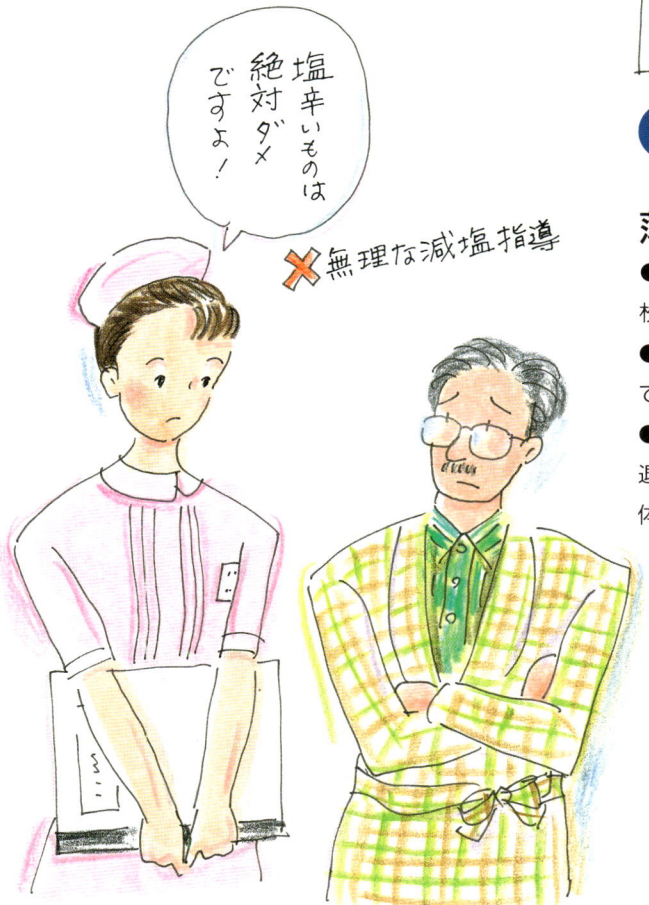

心不全の程度	1日の摂取 塩分量
軽症	8g
中等度	5〜8g
重症	3〜5g

こうするとスムーズ！
（塩分制限を中心に）

薄味では食欲が出ない時

- 塩辛いものを少し食べてみます（塩昆布小2枚：塩分0.4g）。
- 献立に味の薄い料理と濃い料理を取り合わせて、変化をつけます。
- 高齢者では、無理な減塩を強いると食欲が減退することがあるので注意。もともと摂取量自体が少ないので、摂取食塩量は減少ぎみです。

塩辛いものは絶対ダメですよ！

✗ 無理な減塩指導

加工食品の塩分に注意

●はんぺんやさつまあげなど、塩辛く感じないものに意外に多くの塩分が入っています。加工食品は避けて生鮮食品にするか、食べる量を減らすよう伝えます(P.24〜25参照)。

あじの干物（塩分1.4g）→生のあじ（塩分０g）
あじの干物１枚→半身にする

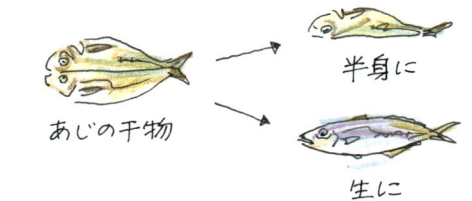

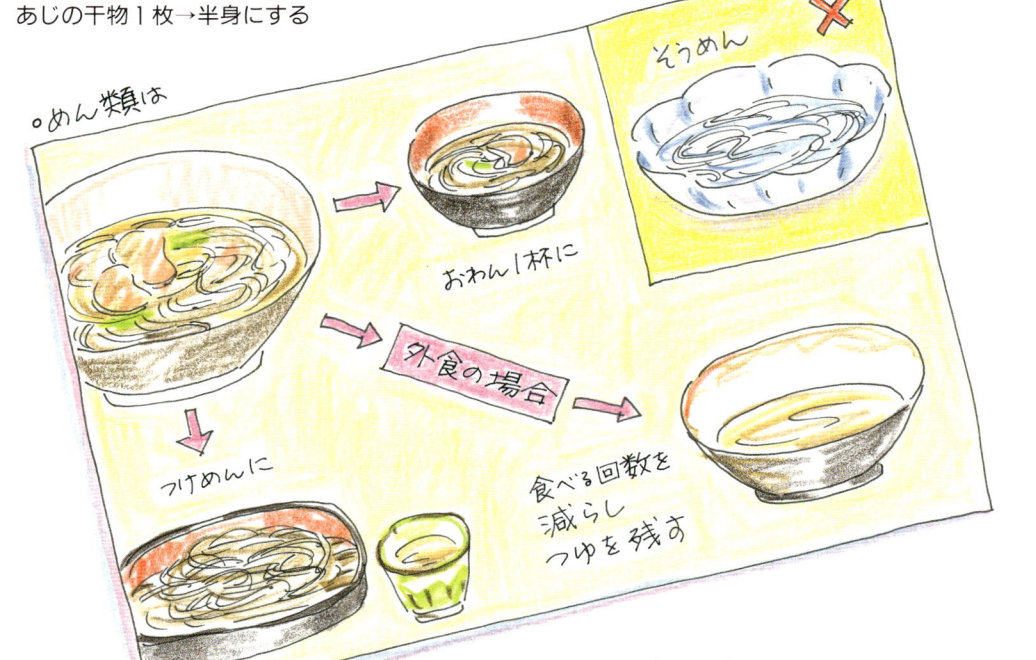

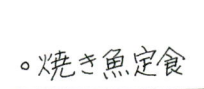

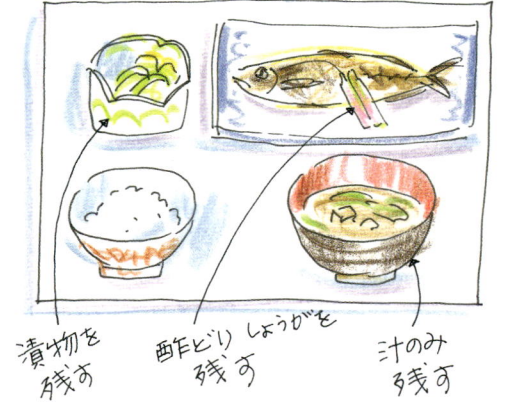

めん類が好きな人に

●禁止されるとよけいに食べたくなるもの。めん類は、無理のない食べ方をアドバイスします。
①かけめんより、つけめんに。
②家で食べる時は、どんぶりではなく、おわん１杯に。
③外食なら、食べる回数を減らし、めんつゆを残します。
④そうめんは、めん自体に塩分が多いのでなるべく避けます。

外食の多い人に

●自家製弁当に替えられないか提案。
●塩分が少ないメニューや食べ残し方をアドバイス（P.36〜39参照）。

page 43

献立例

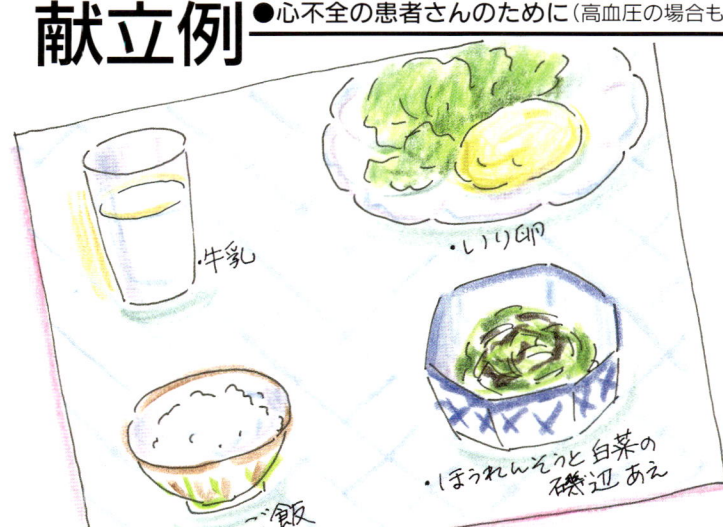

●心不全の患者さんのために（高血圧の場合も共通） 1800kcal・塩分7g

Breakfast

- ご飯（大）1杯 …………… 200g
- （または食パン2枚）
- 鶏卵1個 ………………… 50g
- 野菜1皿 ………………… 120g
- 牛乳コップ1杯 …………… 180ml

・牛乳
・いり卵
・ほうれんそうと白菜の磯辺あえ
・ご飯

Lunch

- ご飯（大）1杯 …………… 200g
- （または乾めん80g）
- 魚または肉1切れ ………… 60g
- 野菜1皿 ………………… 120g
- 果物 …………………… 100g

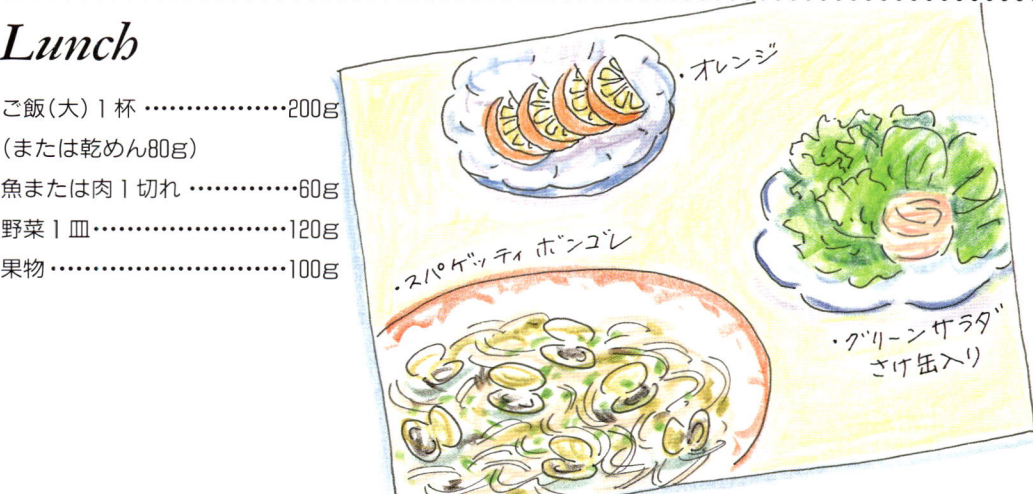

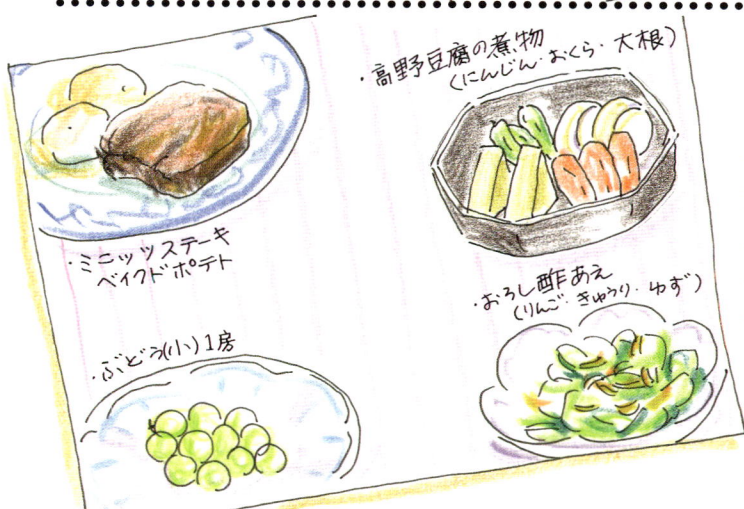

・オレンジ
・スパゲッティボンゴレ
・グリーンサラダ さけ缶入り

Supper

- ご飯（大）1杯 …………… 200g
- 魚または肉1切れ ………… 60g
- 豆腐1/3丁 ……………… 100g
- 野菜1皿 ………………… 120g
- 芋類 …………………… 100g
- 果物 …………………… 100g

・高野豆腐の煮物（にんじん・おくら・大根）
・ミニッツステーキ ベイクドポテト
・おろし酢あえ（りんご・きゅうり・ゆず）
・ぶどう(小)1房

※油は1日合計大さじ1杯半程度、調味料は控えめに、野菜の1/3量は緑黄色野菜にします。

患者さんからナースへ WHY?

Q 塩は体にとって必要なものなのに、そんなに減らして大丈夫？

A 1日に1〜2gの塩分をとれば十分。余分はほとんど尿中に排泄されてしまいます。
日本人が1日にとる食事素材の中に、すでに食塩2g分が含まれています。料理に塩を使わなくても塩分不足にはなりませんが、味の点から7g・5gという指示塩分になっています。

Q 納豆は心臓に悪いと聞きましたが、あのネバネバがよくないのですか？

A 血栓凝固阻止薬のワルファリンカリウムを服用していると、その作用を妨げる納豆は禁止されます。不整脈のある心臓病患者に使われることが多いので、納豆が心臓に悪いと誤解されてしまいました。
納豆に含まれるナットウキナーゼに血栓溶解作用があるといわれますが、まだよくわかっていません。

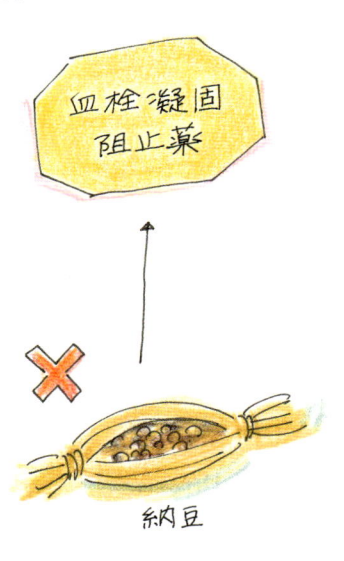

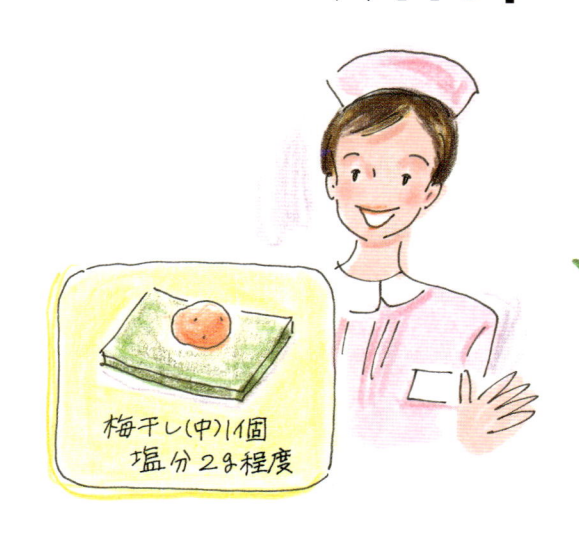

梅干し(中)1個
塩分2g程度

Q 梅干しはアルカリ性食品で、体にいいのだから食べてもいいのでは？

A 心臓病の方で、絶対に禁止という食べ物はありません。でも、梅干しは中ぐらいの大きさで1個約2gの塩分があります。塩分制限をするうえで不利な食品ですが、1日の合計塩分を守れば、食べても差し支えありません。

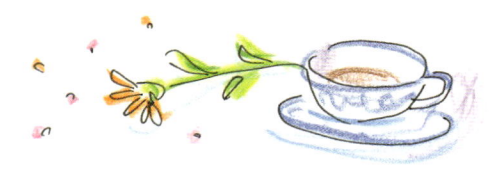

血栓凝固阻止薬

納豆

Q 心臓病にコーヒーは禁止ですか？

A カフェインが神経を興奮させるので、好ましくないといわれています。
ただ、今まで避けたほうがよいといわれていた香辛料は適量なら差し支えありません。

脳卒中・虚血性心疾患・高脂血症

食事療法の基本

- 標準体重に適した摂取エネルギー。
- 適切な脂質の量（40〜45g/日）と質。
- 果物・菓子類・アルコールの制限。
- 食物繊維の摂取。
- 塩分制限。

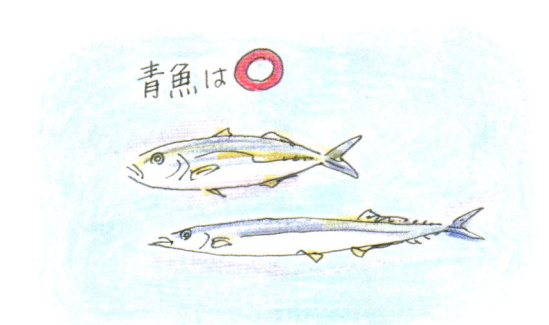

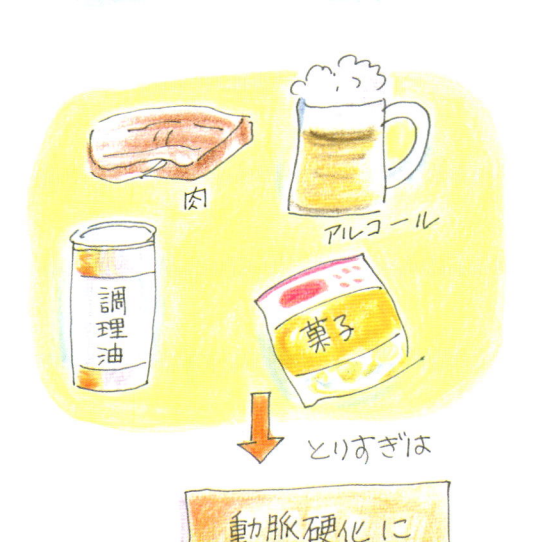

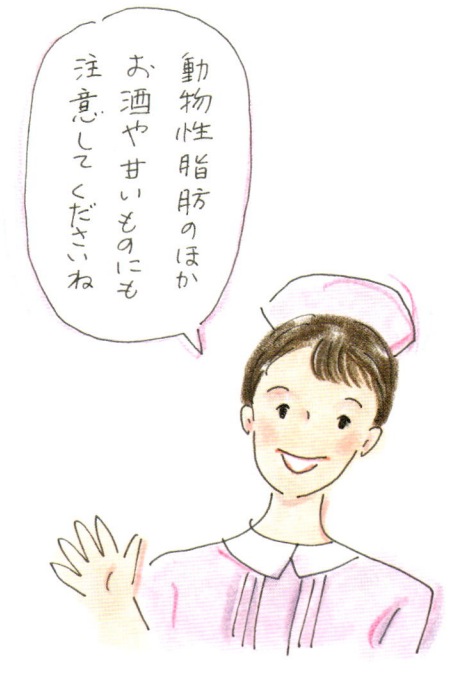

動物性脂肪のほかお酒や甘いものにも注意してくださいね

青魚は◯

こうするとスムーズ！

動脈硬化を予防するために

- 動物性食品の多くは、とりすぎるとコレステロールの過剰摂取につながります。肉は脂の少ない部位を選んで食べすぎないように。
- 魚に多く含まれるEPAは、血中の中性脂肪を下げ、血小板凝集抑制作用があります。
- 調理油は控えめに。油をあまり使わない調理法をアドバイス（P.27参照）。
- リノール酸（植物油に多い）には、HDLコレステロールの低下作用があるといわれています。過剰摂取はよくありません。
- 酒や果物、菓子類のとりすぎは、中性脂肪を上げるので注意。

肉　アルコール　調理油　菓子
↓ とりすぎは
動脈硬化に

コレステロールの多い食品

- とりレバー 60g → 222 mg
- 豚レバー 60g → 150 mg
- 牛レバー 60g → 144 mg
- すじこ 1人前 30g → 153 mg
- たらこ 1/2腹 40g → 140 mg
- うなぎのかば焼き 小1串 60g → 138 mg
- 鶏卵 中1個 60g → 252 mg

- わかさぎ 5〜6尾 80g → 168 mg
- ししゃも 2尾 50g → 115 mg

内臓ごと食べるので高コレステロール

アルコール・菓子 → 中性脂肪を上げる

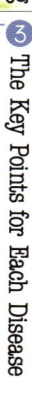

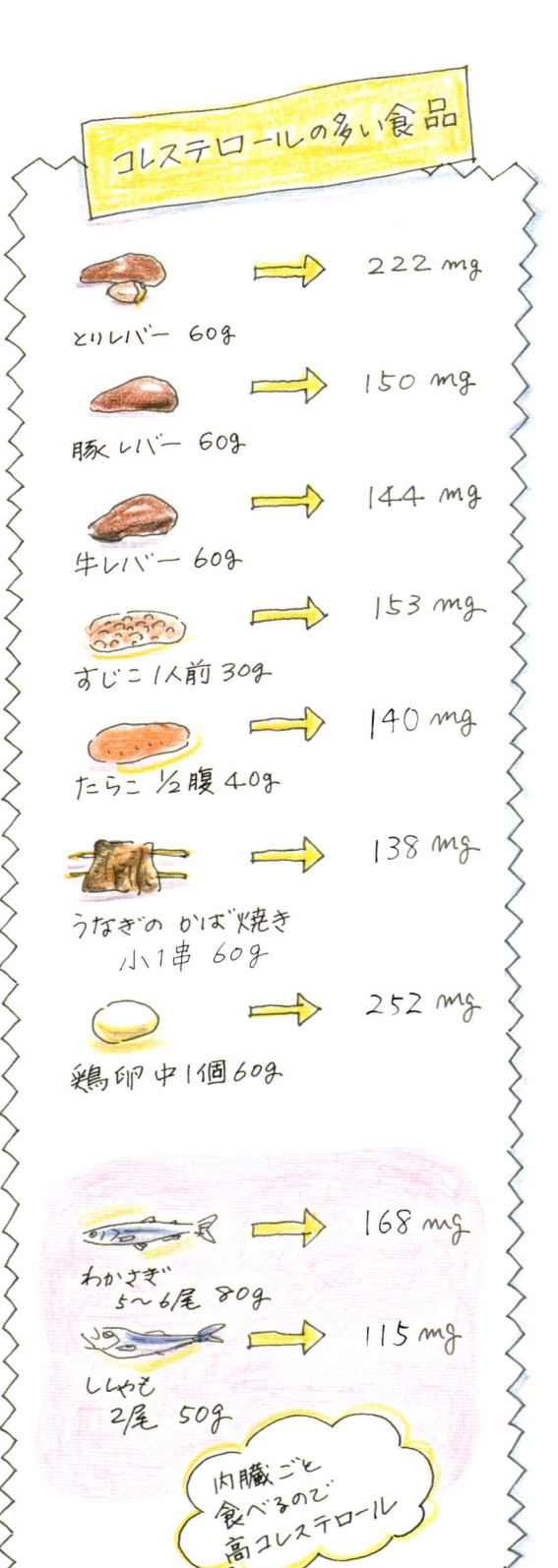

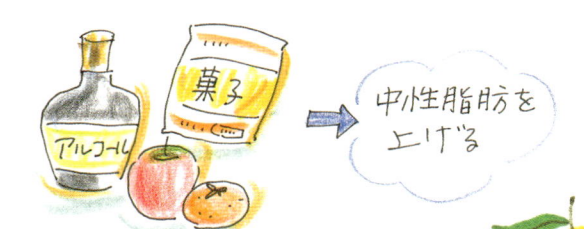

虚血性心疾患の場合は

- 食事だけでなく、生活全体から危険因子を取り除くよう、いっしょに考えていきます。
  危険因子：喫煙・高血圧・糖尿病・肥満・ストレス・高脂血症（低HDL血症）・高尿酸血症・家族歴・性格
- 高尿酸血症がある場合は、肥満の是正・高トリグリセライド血症の是正・禁酒が必要です。

高コレステロール血症の場合は

- コレステロールと脂質の摂取量を減らします（P.30〜31参照）。食事中のコレステロールの肝臓への蓄積量が減少し、血清LDLコレステロールが、肝臓により活発に取り込まれます。
- 摂取エネルギーを制限すると、肝臓でのコレステロール合成が抑制されます。その結果、血中LDLコレステロールが肝臓へ。特に肥満者に有効。
- 食物繊維を積極的にとります。食物繊維は腸管からの脂質の吸収を抑制し、胆汁酸の便中への排出を促進。LDLコレステロールを低下させます。

高トリグリセライド血症の場合は

- 高カイロミクロン血症では、脂質制限・禁酒。
- 高VLDL血症では、エネルギー制限・脂質制限・炭水化物制限・禁酒。

献立例

●脳卒中・虚血性心疾患・高脂血症の患者さんのために　1800kcal・脂質45g・塩分7g

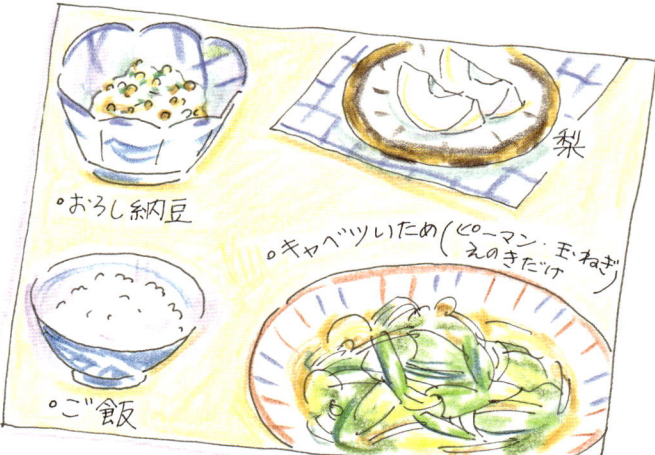

Breakfast

- ご飯(大)1杯 ……………… 200g
- (または食パン2枚)
- 納豆1包 …………………… 40g
- 野菜1皿 …………………… 120g
- 果物 ………………………… 100g

・おろし納豆
・梨
・キャベツいため(ピーマン・玉ねぎ・えのきだけ)
・ご飯

Lunch

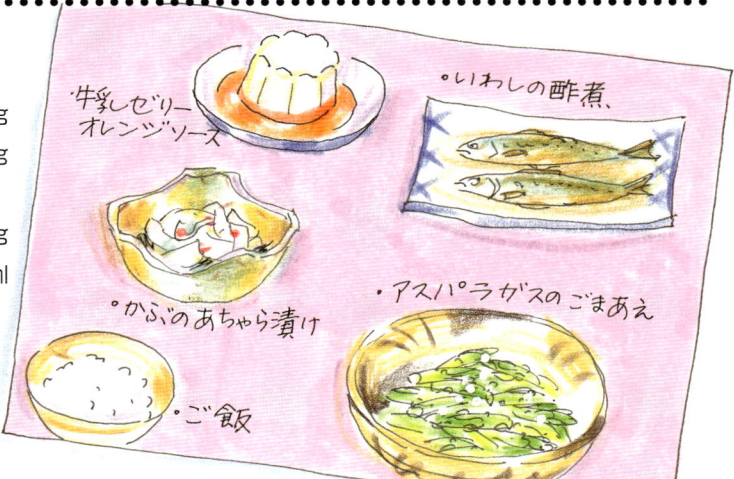

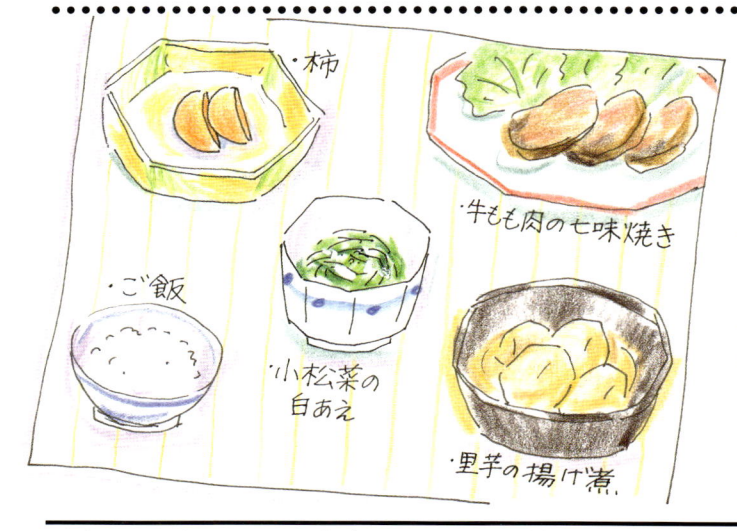

- ご飯(大)1杯 ……………… 200g
- 青魚1切れ ………………… 60g
- (または赤身肉1切れ)
- 野菜1皿 …………………… 120g
- 牛乳コップ1杯 …………… 180ml

・牛乳ゼリーオレンジソース
・いわしの酢煮
・かぶのあちゃら漬け
・アスパラガスのごまあえ
・ご飯

Supper

- ご飯(大)1杯 ……………… 200g
- 魚1切れ …………………… 60g
- (または赤身肉1切れ)
- 豆腐1/3丁 ………………… 100g
- 野菜1皿 …………………… 120g
- 芋類 ………………………… 100g
- 果物 ………………………… 100g

・柿
・牛もも肉の七味焼き
・ご飯
・小松菜の白あえ
・里芋の揚げ煮

※油は1日合計大さじ1杯半程度、調味料は控えめに。ほかに海藻・きのこ類もとります。
　野菜の1/3量は緑黄色野菜にします。

患者さんからナースへ **WHY?**

Q えびやいかはコレステロールが高いそうですが、食べないほうがいいですか？

A えびやいかは、魚介類の中でもコレステロールが高いのです。ただ、タウリンというアミノ酸も含まれていて、これにコレステロールを下げる作用があります。
一度にたくさん食べたり、毎日食べなければ問題ありません。

Q 糖尿病があり、さらに高脂血症だと言われました。食事の注意点は？

A 糖尿病で血糖コントロールが悪化していると、高脂血症が起こりやすくなります。血糖コントロールがよくない場合は、まず、血糖値を下げることが大切です。
糖尿病の食事療法が、そのまま高脂血症の食事療法になります。

ブラックコーヒー		0 kcal
+ 角砂糖1個		15 Kcal
+ シュガーパック 6g		25 kcal
+ クリーム 5g		25 kcal
+ +		50 kcal
アイスコーヒー + ガムシロップ +		60 kcal

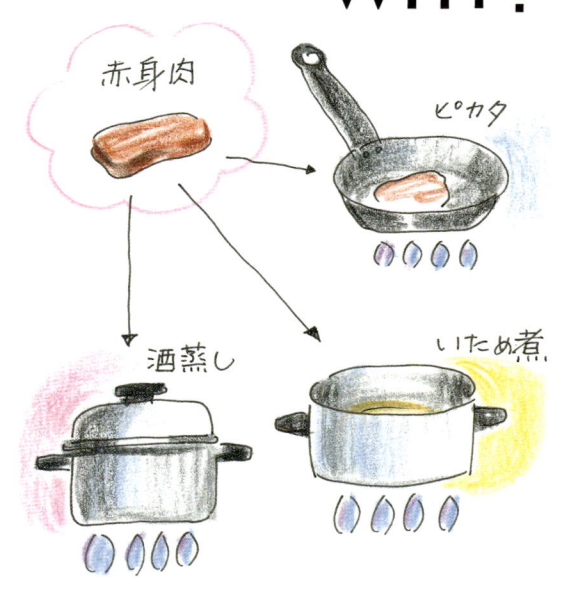

Q 肉は赤身にするように言われましたが、どうもパサパサして、食べにくいのですが……。

A 赤身肉も調理法によって、おいしく食べられます。少量の卵をつけて焼く（ピカタ）、少量の油でいためてから煮る、酒蒸しにする、仕上げにゴマ油数滴を落として香りづけする、塊のまま煮る、などの方法を試してみては？

Q コーヒーは動脈硬化を進めると聞きましたが、飲まないほうがいいですか？

A ある調査では、1日6杯以上飲んでいる人に心筋梗塞が起こる確率が高かったそうです。1日1〜2杯なら問題ないでしょう。砂糖やミルクを入れると、高エネルギーになるので注意してください。

高血圧

食事療法の基本

- 減塩によるナトリウム制限（7〜8g／日）。
- 標準体重を維持する摂取エネルギー。
- → 肥満の解消。
- 節酒。
- ミネラルの摂取。
- 飽和脂肪酸とコレステロールの摂取制限。

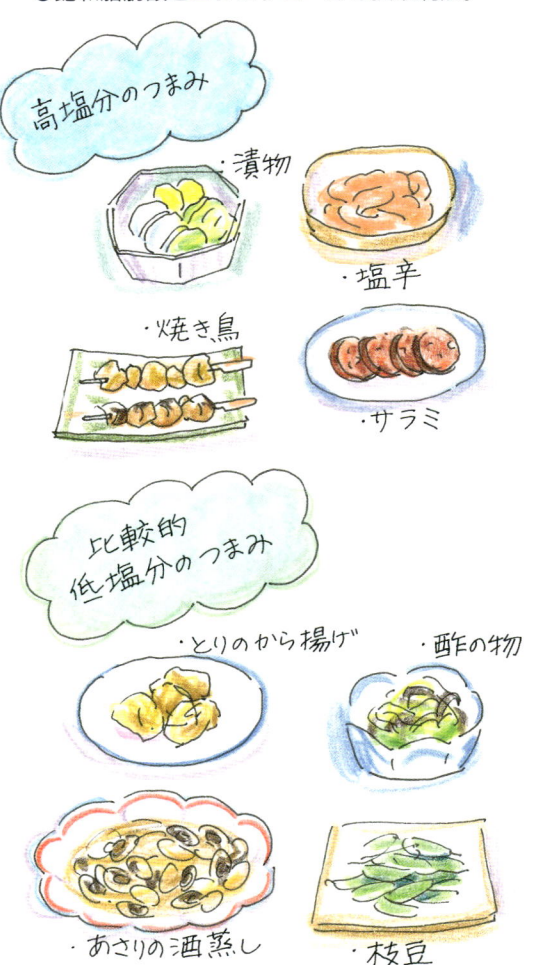

高塩分のつまみ
・漬物
・塩辛
・焼き鳥
・サラミ

比較的低塩分のつまみ
・とりのから揚げ
・酢の物
・あさりの酒蒸し
・枝豆

こうするとスムーズ！

塩分を控えても、おいしく！

- 塩分を控えてもおいしく食べられるコツをアドバイスします（P.24〜25、42〜43参照）。

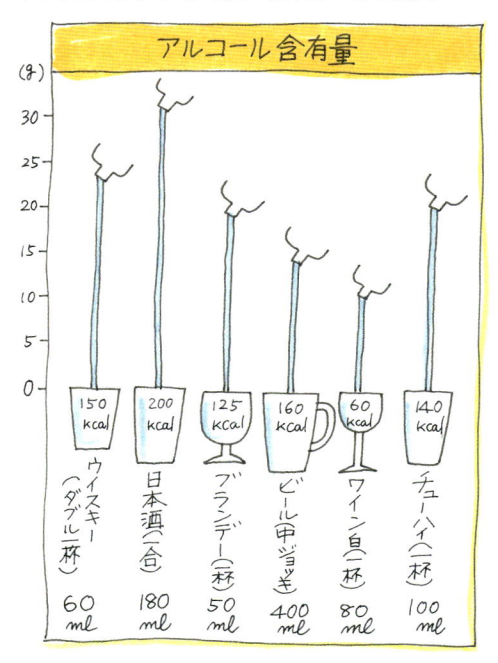

アルコール含有量

酒類	kcal	ml
ウイスキー（ダブル一杯）	150 kcal	60 ml
日本酒（一合）	200 kcal	180 ml
ブランデー（一杯）	125 kcal	50 ml
ビール（中ジョッキ）	160 kcal	400 ml
ワイン白（一杯）	60 kcal	80 ml
チューハイ（一杯）	140 kcal	100 ml

アルコールに目のない人に

- 習慣的な飲酒は、酩酊していない時の血圧も上げます。飲みすぎないコツをアドバイス。
① 飲まない日を作ります。
② ストップをかけてもらえる家で飲みます。
③ つきあい酒は、断る口実をさがします。断れない時は、飲める人をつれていきます。
④ ウーロン茶を水割りがわりに飲んだり、洋酒など、つがれない酒にするのも一案。
⑤ ドクターストップがあることを周囲に話しておきます。
- お酒のつまみには塩辛いものがよく合います。これが高血圧にはダブルパンチとなるので注意。
- お酒の適量は、ビール大1本（600ml・アルコール5％）、日本酒1合（180ml・アルコール16.5％）、ウイスキーの水割りシングル2杯（70ml・アルコール40％）程度。

和食は塩辛いから控える?

●和食は塩分が多いからと洋食をすすめると、動物性脂肪の過剰摂取となることがあります。両方のよいところをとり、和洋折衷にするのがベスト。

●たとえば主菜は甘辛くせず、洋風の味付けで、油は控えめに。薄味の野菜の煮物をそえ、漬物は酸味をきかせてサラダ感覚で。

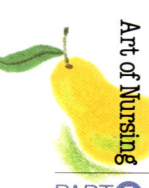

カリウム・カルシウム・マグネシウム

●カリウム摂取の増加が軽度に血圧を下げるといわれています。血中カリウムを低下させやすい利尿薬を服用している人には、生野菜・果物をとるようアドバイス。

●人工透析(腎不全)患者など、血中カリウムを下げる必要のある場合は、生野菜・果物は制限。

●カルシウム・マグネシウムにも血圧を下げる作用があるといわれます。1日コップ1杯の牛乳を。ただし、牛乳の脂肪・乳糖、果物の果糖のとりすぎは肥満のもと。適量を守ることも話します。

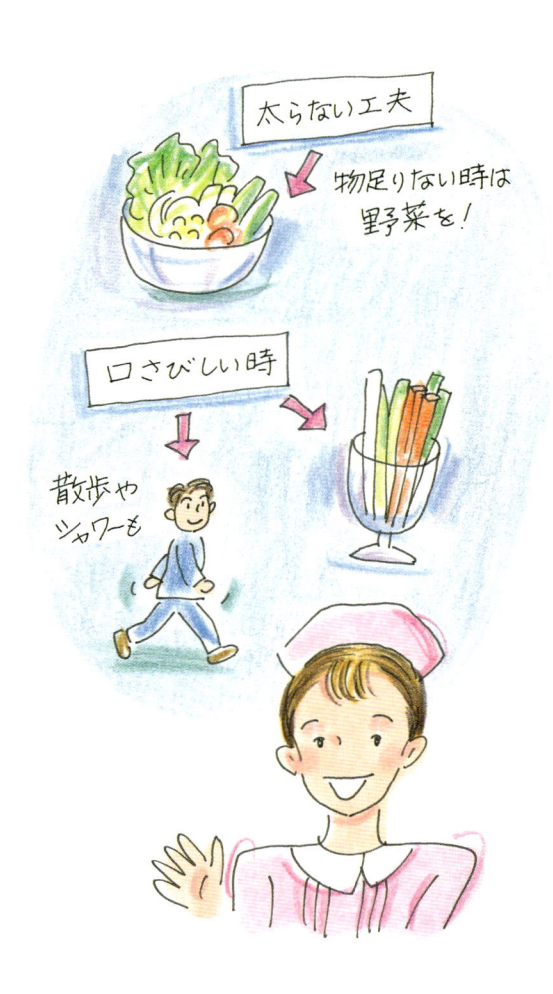

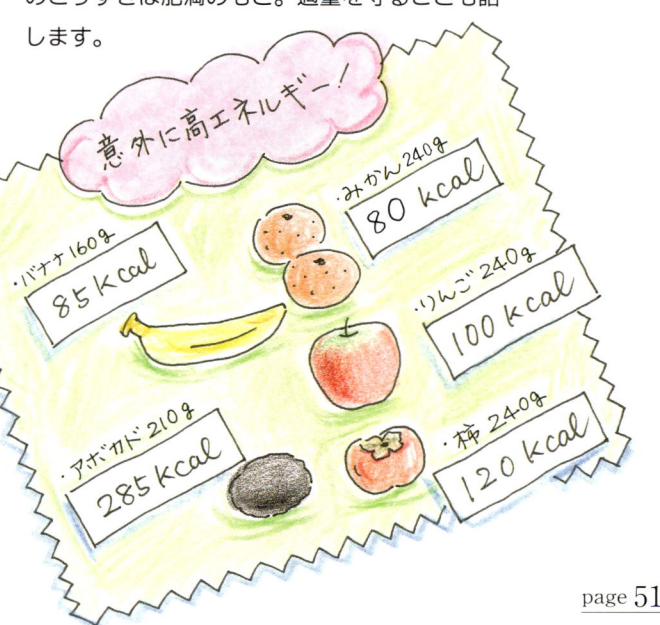

たばこをやめて太らないために

●たばこは血圧を上げるので、ドクターストップとなることが多いもの。ただ禁煙をすると、食事の量が増えたり、間食をして肥満してくる人がいるので注意します。

●禁煙を始める前に、太らない工夫を教えます。
①食事がおいしく感じられるようになっても、食べすぎないこと。物足りない時は、野菜を。また、薄味にしても、食べすぎたのでは塩分も過剰に!
②口さびしい時は、エネルギーの少ないガムか、きゅうりやにんじんのスティックを。
③空腹ではないのに何か食べたくなる時は、軽い運動や散歩、シャワーを浴びるなどしてみます(交感神経を刺激)。

意外に高エネルギー!
・バナナ160g 85kcal
・みかん240g 80kcal
・りんご240g 100kcal
・アボカド210g 285kcal
・柿240g 120kcal

WHY? ●患者さんからナースへ

Q アルコールは血圧を下げると本に書いてありますが、本当ですか？ 日本酒・ビール・ウイスキーで、血圧にいいのはどれですか？

A お酒を飲むとアルコールが血管を広げ、血圧が下がります。でも、これは一時的なこと。毎日お酒を飲む習慣のある人は、飲まない人より高血圧になりやすく、量が多いほど血圧が高いことが報告されています。
お酒は種類に関係なく、アルコールの総量が問題です。

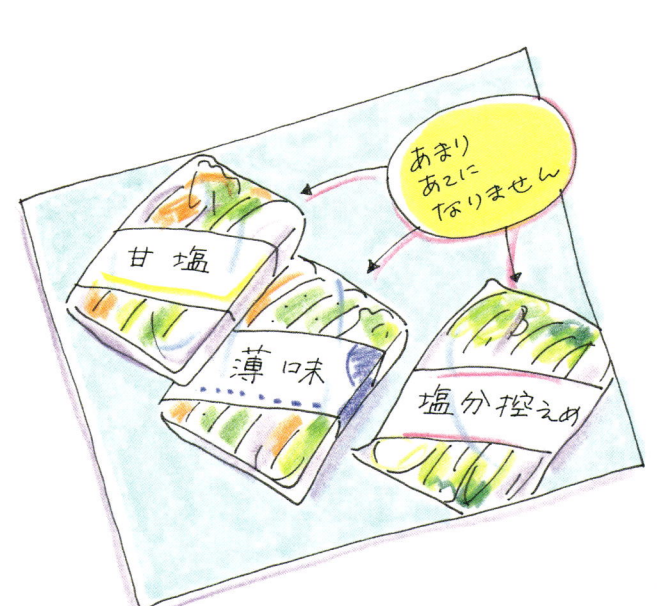

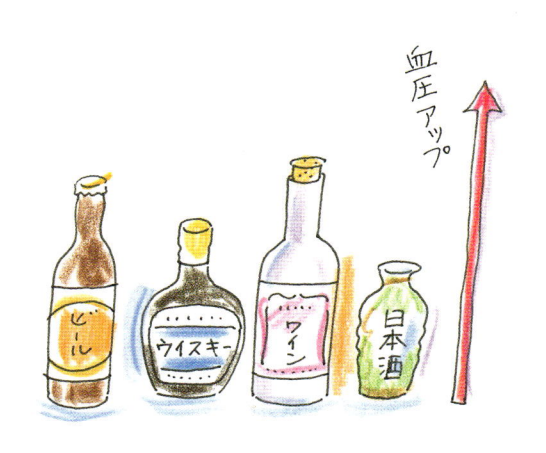

Q 塩分控えめの表示がある漬物やつくだ煮なら安心ですよね？

A 「塩分控えめ」という表示は、その食品100gあたり塩分0.3g以下の場合に使ってよいことになっています。「減塩」の表示は、普通の製品の50％以下の塩分でなくてはなりません。表示をよく見て、塩分の量を確かめて使いたいもの。いくら「塩分控えめ」でも、たくさん食べれば同じことなので注意してください。

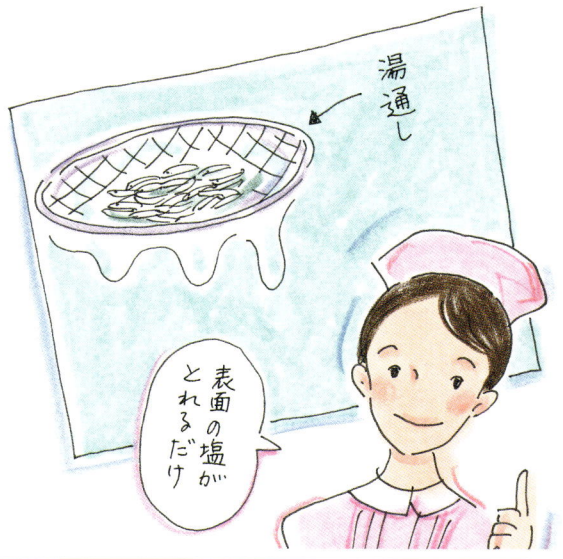

Q しらす干しは、湯通しすれば食べてもいいですか？

A 干物の塩分は中までしみ込んでいて、湯につけても表面の塩がとれるだけです。しらす干しは10gで約1gの塩分があり、食べるのは少しにしたい食品です。

※献立例はP.44参照

健康な人の細胞

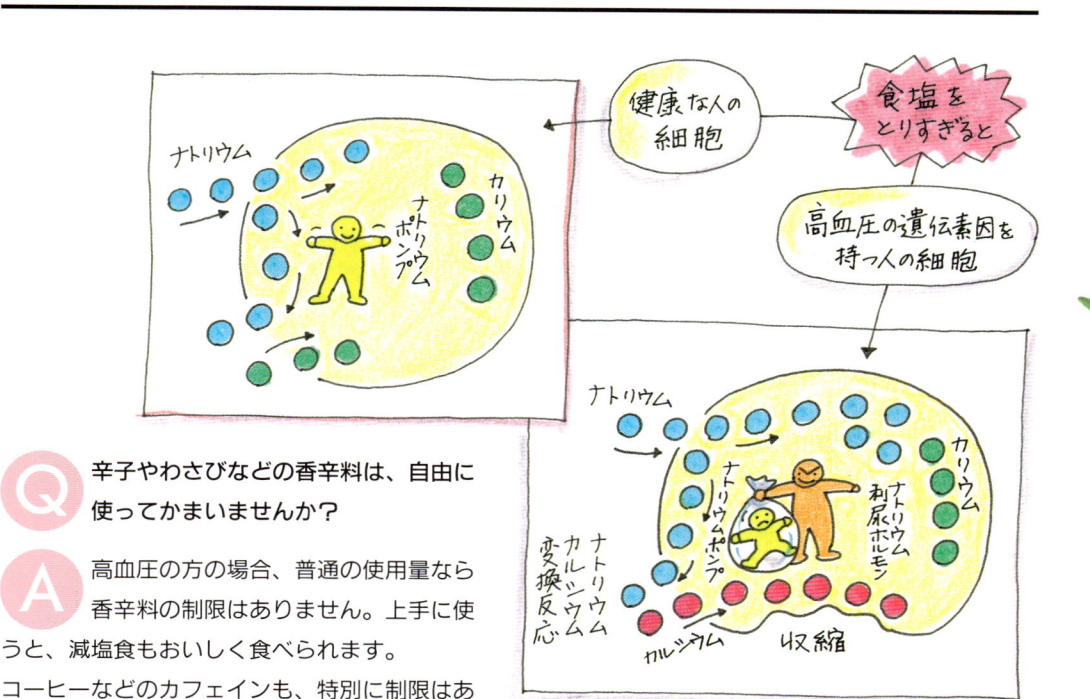

ナトリウム
カリウム
ナトリウムポンプ

食塩をとりすぎると

高血圧の遺伝素因を持つ人の細胞

ナトリウム
カリウム
ナトリウムポンプ
ナトリウム利尿ホルモン
ナトリウム・カルシウム変換反応
カルシウム
収縮

Q 辛子やわさびなどの香辛料は、自由に使ってかまいませんか？

A 高血圧の方の場合、普通の使用量なら香辛料の制限はありません。上手に使うと、減塩食もおいしく食べられます。
コーヒーなどのカフェインも、特別に制限はありません。

Q 医師にやせれば血圧が下がると言われていますが、なかなかやせられません。甘いものも食べていないのに、どうしてでしょう？　運動が足りないんでしょうか？

A 高血圧の方の運動療法は、減量のみが目的ではなく、全身の代謝を活発にして、降圧作用を発揮させるために行います。運動だけでやせるのは、無理があります。
甘いものも食べないし、ご飯も小さな茶わんで1杯ですね……。どうして体重が減らないんでしょうね。
→摂取エネルギーがオーバーしていないか、患者さんといっしょに考えます。患者さん自身が気づくことが大切。男性では、飲酒や外食に原因のあることが多く、女性では残り物の食べすぎや、帰りの遅い家族に合わせ食事時間が不規則になることなどが、原因になるようです。

Q 塩をとっても、後から水をたくさん飲めば体の中で薄められて、問題ないのでは？

A たくさん水を飲んでも、体の中に入った塩分＝ナトリウムの量は同じです。
普通、ナトリウムは細胞外に、カリウムが細胞内にたくさんあります。塩分を多くとりすぎると細胞外にナトリウムが増え、細胞内に入り込みます。健康な人では、ナトリウムポンプがナトリウムを外へ出し、カリウムを取り込んでバランスをとります。
高血圧の遺伝素因を持つ人は、生まれつき腎臓のナトリウム排除機能が低く、ナトリウムがたまりがち。ナトリウム利尿ホルモンが分泌され、これがナトリウムポンプの働きを抑制してしまいます。
細胞内に増えたナトリウムは、ナトリウム・カルシウム変換反応で、カルシウムと入れ替わってしまいます。このカルシウムが血管壁を収縮させ、血圧が上がります。

肝炎・肝硬変

※脂肪肝は他の肝臓病と違い、減量と運動による脂質代謝の改善で肝機能が正常化（肥満の項参照）

食事療法の基本
（病期により違いがあります）

- 栄養のバランスをとり、適正なエネルギーを摂取。極端な高エネルギー・高タンパク食にする必要はありません。
- 脂質はやや控えめに。脂質の多い食品・油を使った料理法に注意（P.27, 30～31参照）。
- 肝硬変でアンモニアが上昇した場合は、低タンパク食（0.8g以下／kg）。Fischer比（分枝鎖アミノ酸／芳香族アミノ酸）の低い食品に対する注意が必要な場合もあります。
- 食物繊維の摂取（特に代償性肝硬変期）。
  → 便秘の予防。
- 腹水のある場合は、塩分制限。
- 禁酒（特にアルコール性肝障害の場合）。

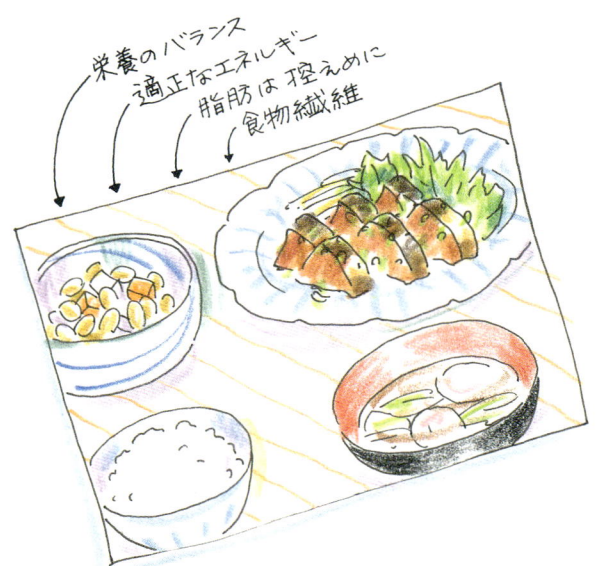

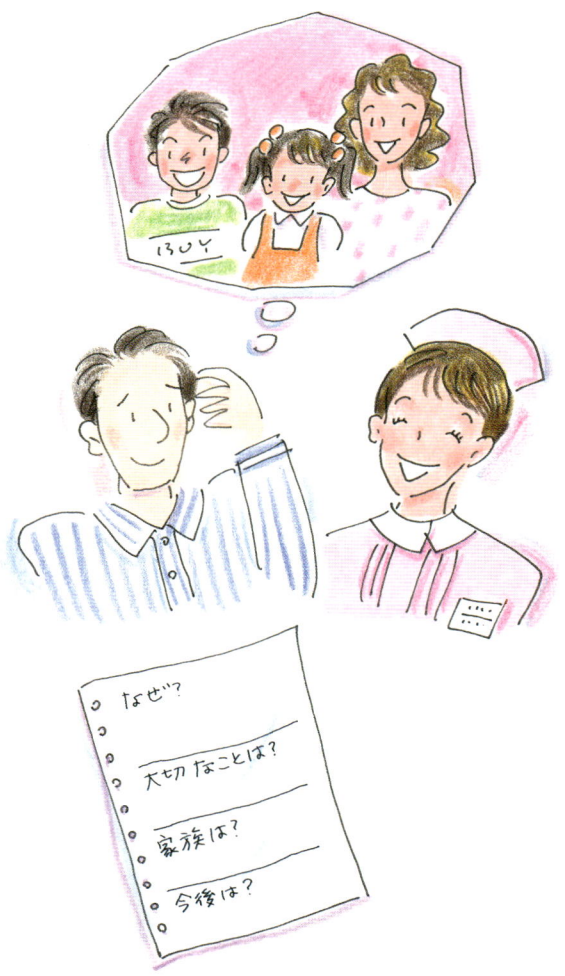

こうするとスムーズ！

お酒をやめられない人に

- なぜ飲んではいけないかを、わかりやすく説明することはもちろん。ただし、アルコールの害を説明するよりも、どうして飲みたいのか、これからの人生をよりよく暮らすには何がいちばん大切なのか、家族はどう思っているのかなどを尋ね、いっしょに考えるほうが納得の得られるケースもあります。

食欲のない時は

●旬の新鮮な材料をさっぱりと調理してみます。適度な酸味をきかせても効果的。
●汁物をそえると、食欲アップ。
●一度にたくさん出さず、少しずつすすめてみます。残したものを温めなおし、間食として出してもOK。全部食べられたという満足感が食欲につながります。
●歯ごたえのあるいかの刺し身やきゅうりのサラダなどが、食欲を刺激することが。

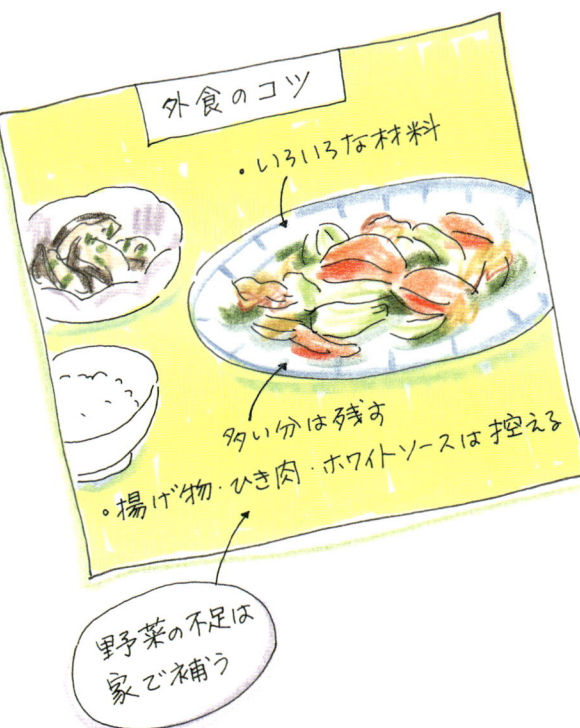

さっぱりと酸味をきかせて

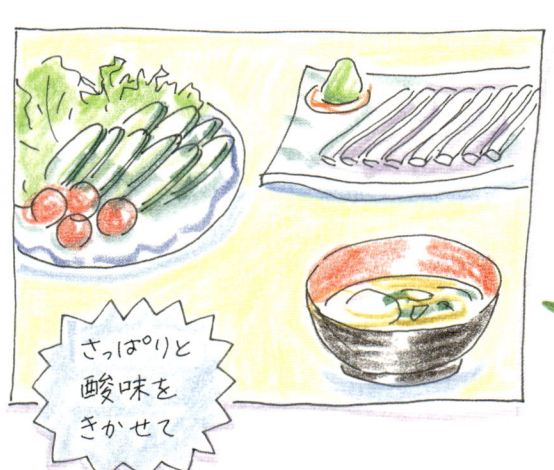

外食のコツ
・いろいろな材料
・多い分は残す
・揚げ物・ひき肉・ホワイトソースは控える
野菜の不足は家で補う

栄養がアンバランスな人に

●何が不足しているのかを伝え、食べ方の工夫もアドバイス。野菜・果物・乳製品は抜けやすいので注意（P.34～35参照）。
●外食の多い人・単身赴任中の人には、外食のコツを具体的に教えます（P.36～39参照）。簡単な調理法・便利な食品や調理器具も紹介。

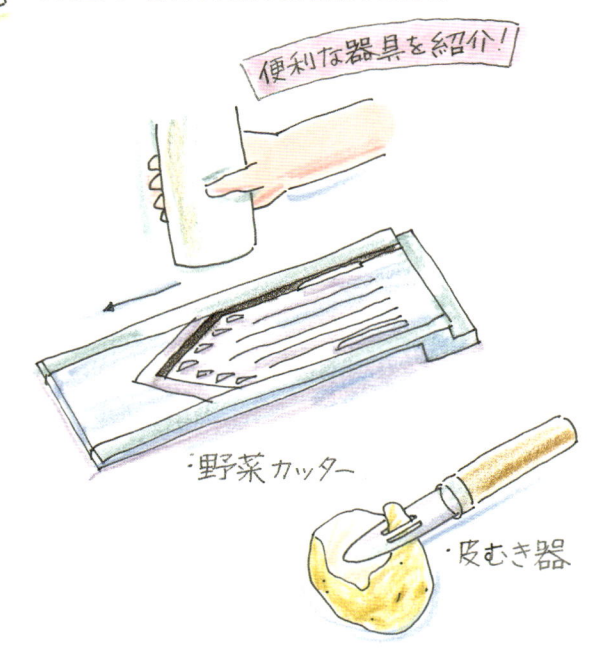

便利な器具を紹介！
・野菜カッター
・皮むき器

肝不全用経口栄養剤を併用する場合は

●肝不全用経口栄養剤を併用する際は、1日に必要な栄養素の中から、この薬に含まれているエネルギーやタンパク質を差し引いて、食事量を決めます。

献立例

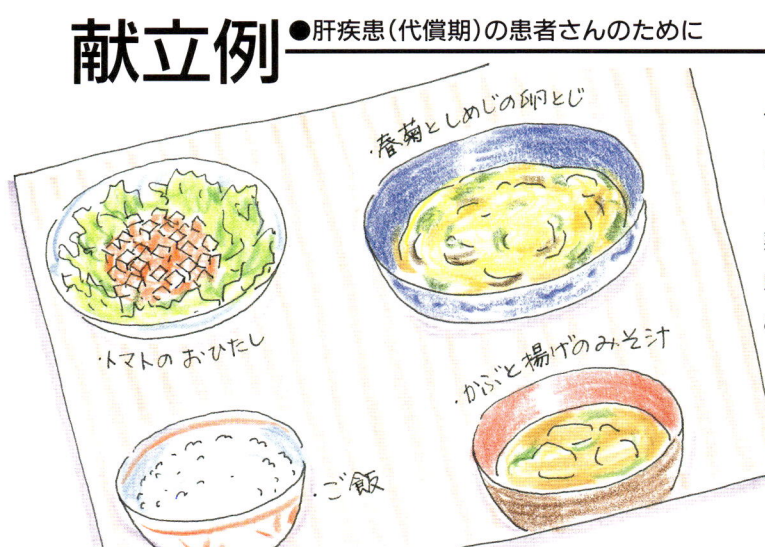

●肝疾患（代償期）の患者さんのために　　　1800kcal・タンパク質70g

Breakfast

ご飯（大）1杯 ·················· 200g
（または食パン2枚）
鶏卵1個 ························ 50g
野菜1皿 ······················· 120g
みそ汁1杯 ···················· 150ml

- トマトのおひたし
- 春菊としめじの卵とじ
- ご飯
- かぶと揚げのみそ汁

Lunch

ご飯（大）1杯 ·················· 200g
（または乾めん80g）
魚または肉1切れ ················ 60g
野菜1皿 ······················· 120g
果物 ·························· 100g
牛乳コップ1杯 ················· 180ml

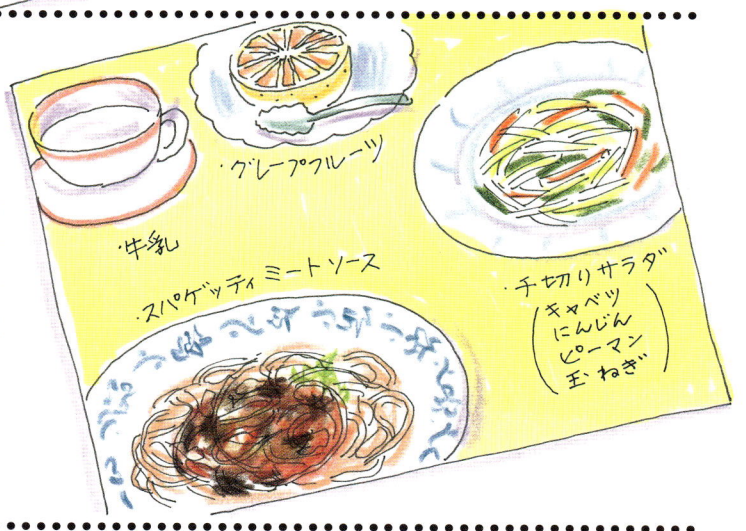

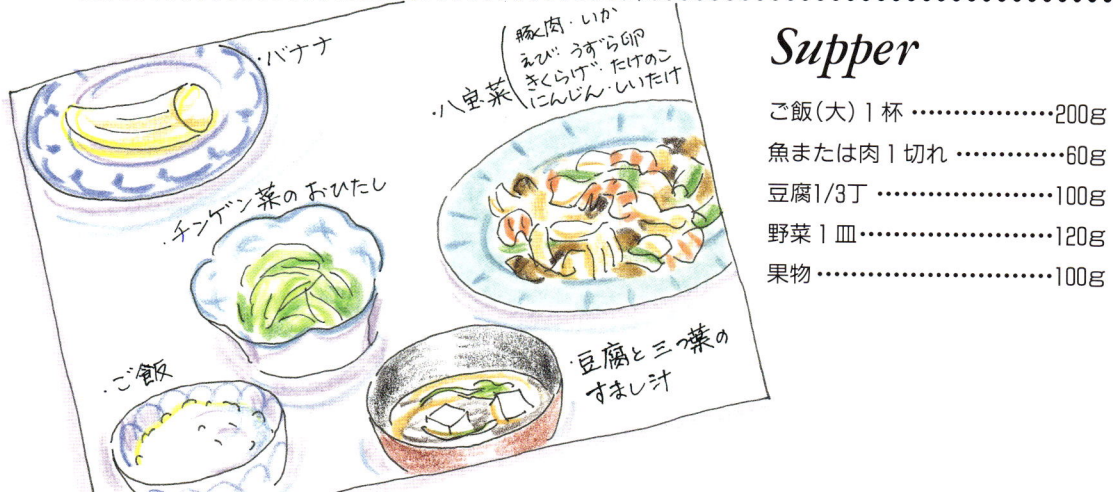

- グレープフルーツ
- 牛乳
- スパゲッティミートソース
- 千切りサラダ（キャベツ・にんじん・ピーマン・玉ねぎ）

Supper

ご飯（大）1杯 ·················· 200g
魚または肉1切れ ················ 60g
豆腐1/3丁 ····················· 100g
野菜1皿 ······················· 120g
果物 ·························· 100g

- バナナ
- チンゲン菜のおひたし
- 八宝菜（豚肉・いか・えび・うずら卵・きくらげ・たけのこ・にんじん・しいたけ）
- ご飯
- 豆腐と三つ葉のすまし汁

※油は1日合計大さじ1杯半程度、調味料は控えめに、野菜の1/3量は緑黄色野菜にします。

患者さんからナースへ **WHY?**

Q お酒は絶対に飲んではいけないのでしょうか？

A 飲んでおいしいお酒も肝臓にとっては毒でしかありません。お酒を飲むことにより、弱って小さくなっている肝臓は、ますます酷使されます。その結果、免疫能が落ちて他の病気にかかりやすくなったり、肝硬変に進みやすくなります。

これからの人生、寝たきりにならず、人の世話にならずに生きていくには、まず健康であることが何より大切ですね。

→飲みたい患者さんは、医師にストップされても、だれかOKを出してくれる人を求め、同じ質問を繰り返します。ひとりが「少しなら」と言うと、都合の悪い答えをすべて忘れてしまうことも……。

飲んではいけないことを明確に伝え、理由をわかりやすく説明します。

納得の得られない人には、どうして飲みたいのか、これからの人生で何が大切なのかをいっしょに考えてみるアプローチも必要です。

Q みりんや料理酒も使わないほうが、いいですか？

A アルコール分は加熱すると蒸発してしまいます。少量なら、問題ありません。

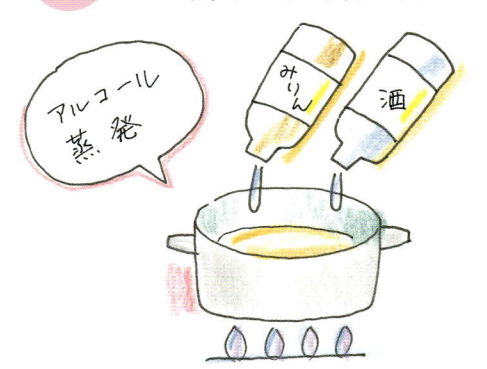

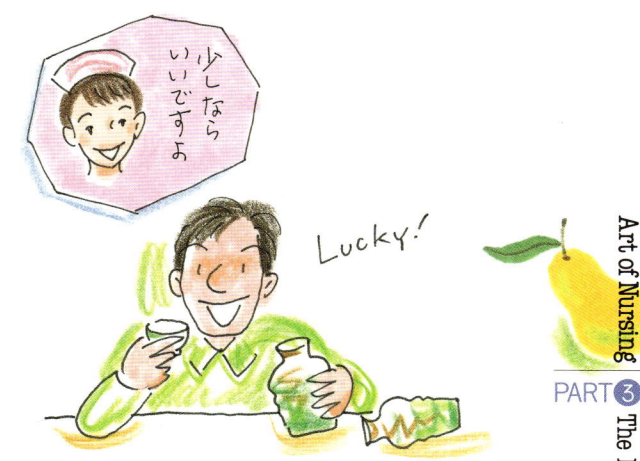

Q 油脂類は、制限したほうがいいでしょうか？

A 以前、慣習的に低脂肪食がすすめられましたが、原則として極端な制限は必要ありません。ただし、あぶらっこいものを食べて吐き気や食欲不振が起きる場合は、揚げ物・脂の多い肉などを避けます。牛乳・卵・バターなどは、比較的食べやすい食品です。

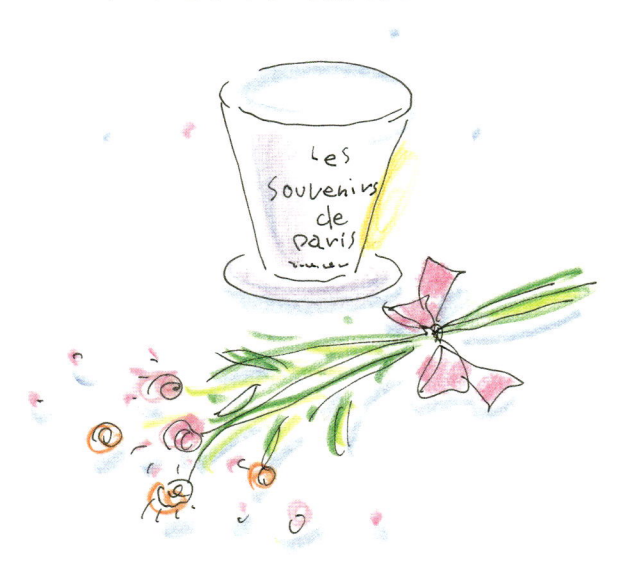

Art of Nursing
PART ③ The Key Points for Each Disease

胆石症・膵炎

食事療法の基本

胆石症
- ●脂質制限。
- ●食物繊維の摂取。
- →血清コレステロールの低下（コレステロールのとりすぎは胆石生成につながります）。
- →便秘の予防（便秘は胆石発作の誘因に）。
- ●肥満のある場合は、適切なエネルギー摂取。
- →肥満や高脂血症で、胆石ができやすい傾向。
- ●規則正しい食生活（食事量・食事時間）。

膵炎
- ●脂質制限。
- ●症状の回復に合わせた、タンパク質摂取。
- ●アルコールを禁止。
- →アルコールは膵炎発症の原因に。
- ●カフェイン・炭酸飲料・香辛料の制限。
- →胃膵反射で膵液の分泌が促進されるため。
- ●食事を1日5〜6回に分けます。

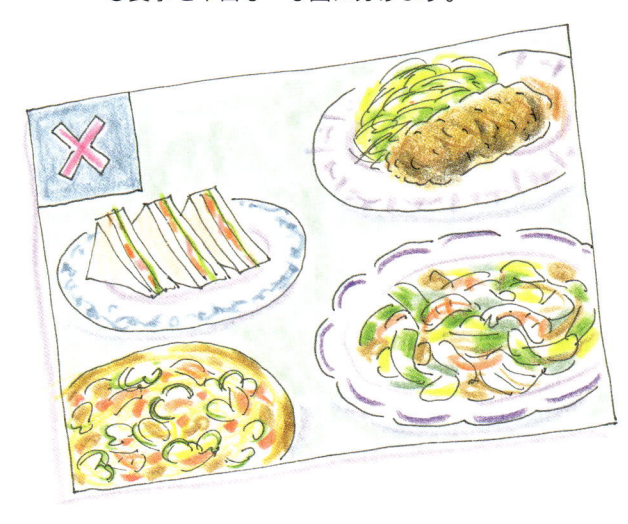

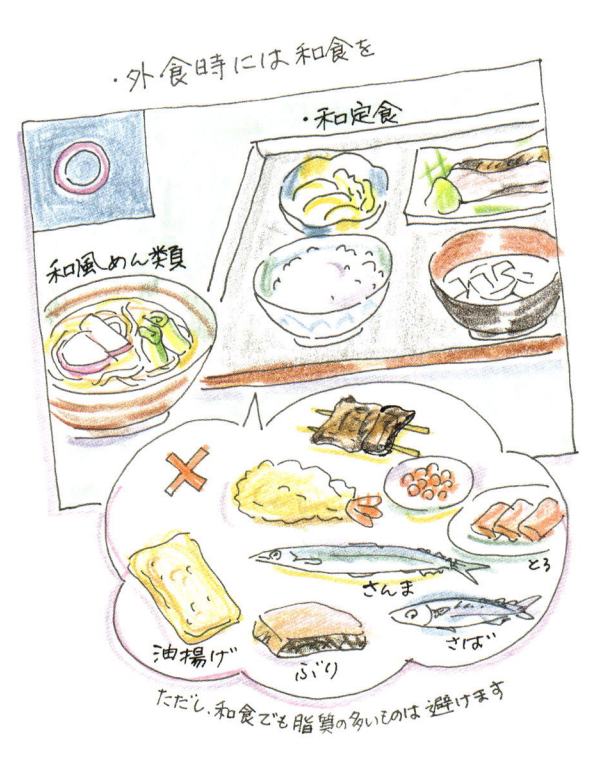

こうするとスムーズ！

意外に脂質の多い食品に注意
- ●白身魚やとり肉なら大丈夫と、勘違いしている人が多いので注意。白身でもさわら・ぎんだら・ぶりなどは高脂質です。とり肉は皮に脂質が多いので、はずして使います。
- ●納豆・豆腐・ヨーグルトなど、一見さっぱりしたものにも、脂質が含まれていることを伝えます。
- ●"和風"と名前がつくと、脂質は少ないと錯覚しがち。和風ドレッシング・サラダうどん・たらこスパゲッティなどに注意。
- ●食感は軽くても意外に脂質の多い食品があるので注意していただきます。たとえば、サンドイッチ・デニッシュペストリー・油揚げ・さつまあげ・ピーナッツ・ごまなど。

とり肉の皮は脂質が多い → はずす

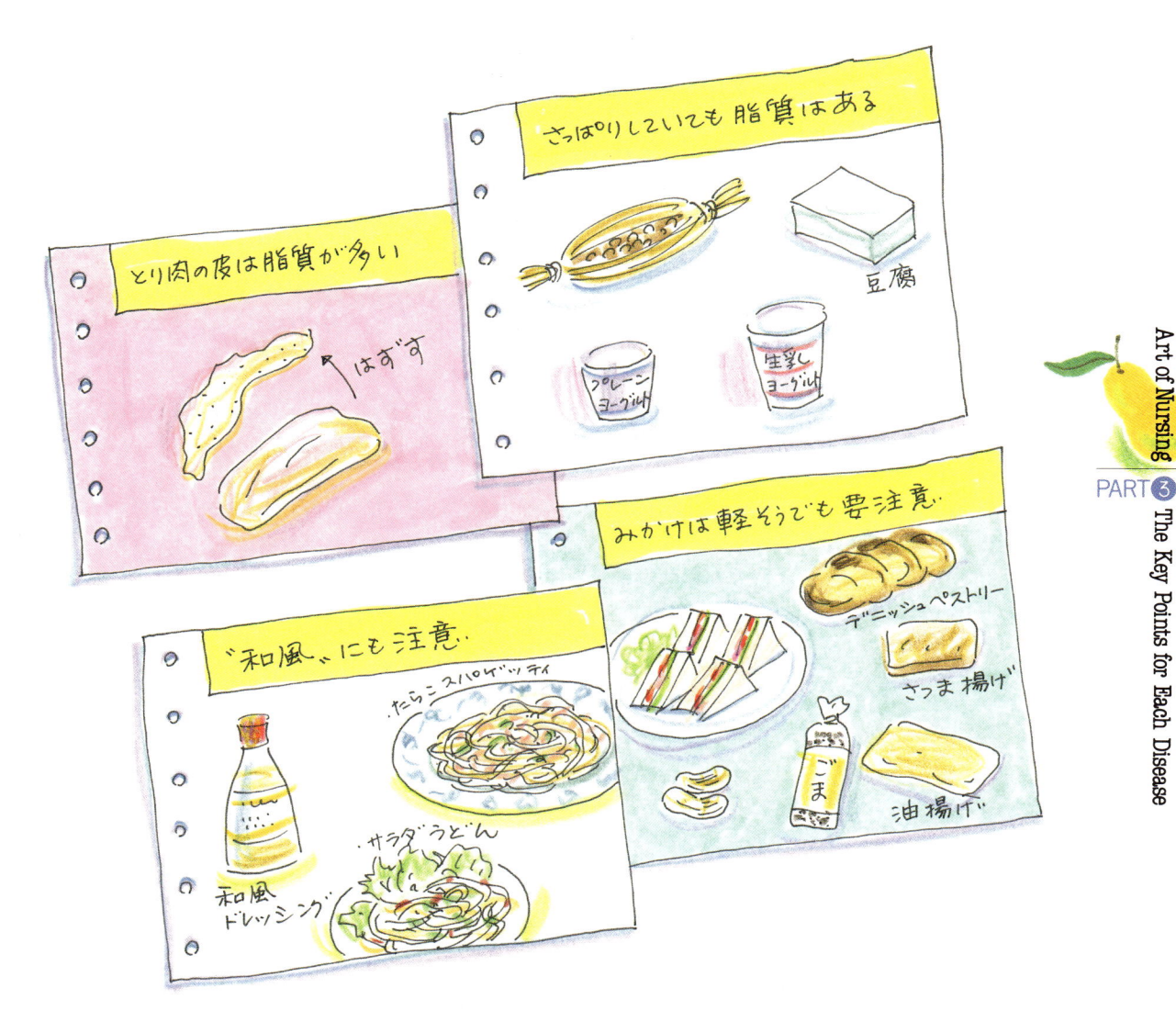

さっぱりしていても 脂質はある
プレーンヨーグルト　生乳ヨーグルト　豆腐

"和風"にも注意
和風ドレッシング　たらこスパゲッティ　サラダうどん

みかけは軽そうでも要注意
デニッシュペストリー　さつま揚げ　サンドイッチ　ごま　油揚げ

油を使わない調理法を紹介して

●ゆでる・蒸す・網焼き。グリルの利用や蒸し焼き。電子レンジやテフロン加工のフライパンなどの利用、etc。油を使わない調理法をアドバイスします（P.27参照）。
●脂質を何％かカットした調味料・ノンオイルのドレッシングなど、便利な食品を紹介。ごま油1滴で風味付けすることもできます。

黄疸の出た人には

●黄疸が出ると、食欲が低下。入院患者さんなら、その人のペースに合わせて配膳をずらし、食べられそうな時に温めなおしてすすめます。

1日5～6回食のコツは？

●乳製品や果物・パンなど、手軽にとれるもので間食をするとラクに実行できます。

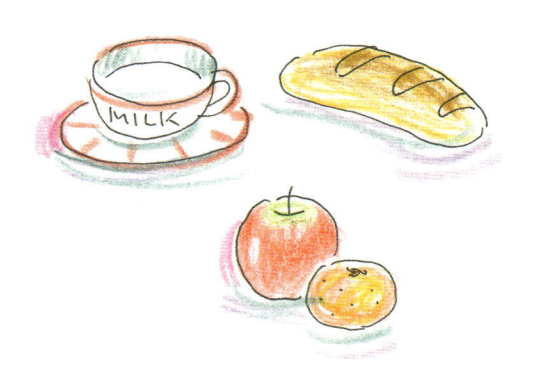

献立例

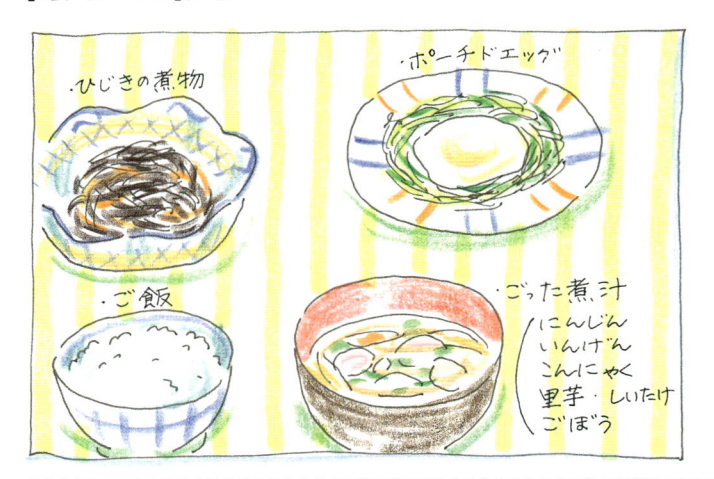

●胆石症・膵炎の患者さんのために　　1700kcal・脂質25g

Breakfast

ご飯（大）1杯	200g
（または食パン2枚）	
鶏卵1個	50g
野菜1皿	120g
みそ汁1杯	150ml

- ひじきの煮物
- ポーチドエッグ
- ご飯
- ごった煮汁（にんじん・いんげん・こんにゃく・里芋・しいたけ・ごぼう）

Lunch

ご飯（大）1杯	200g
（またはそば1玉）	
豆腐1/3丁	100g
芋類	100g
野菜1皿	120g
果物	100g

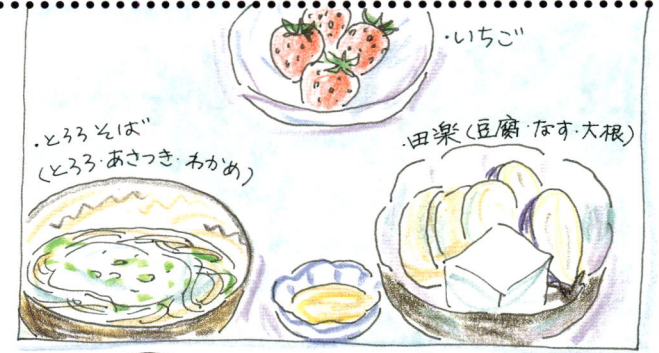

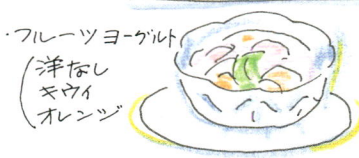

- いちご
- とろろそば（とろろ・あさつき・わかめ）
- 田楽（豆腐・なす・大根）
- フルーツヨーグルト（洋なし・キウイ・オレンジ）

Snack

果物	100g
ヨーグルト1個（ノンファットタイプ）	100g

Supper

ご飯（大）1杯	200g
脂質の少ない魚1切れ	60g
脂身の少ない肉1切れ	60g
野菜1皿	120g

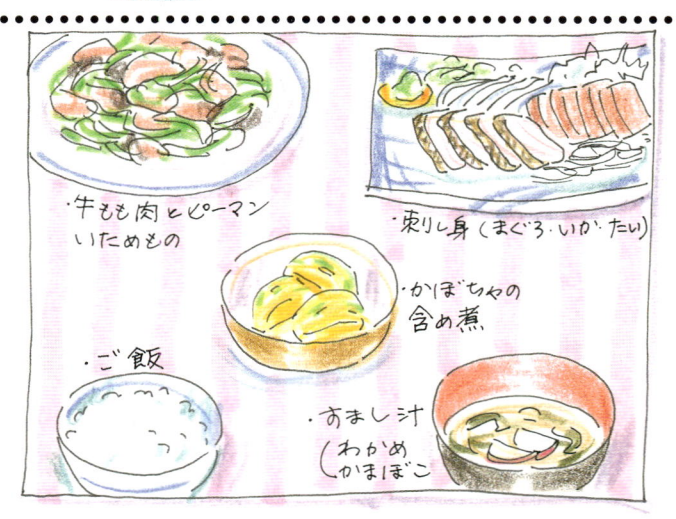

- 牛もも肉とピーマンいためもの
- 刺し身（まぐろ・いか・たい）
- かぼちゃの含め煮
- ご飯
- すまし汁（わかめ・かまぼこ）

※油は1日合計大さじ1杯以下（乳化油）、調味料は控えめに、野菜の1/3量は緑黄色野菜にします。

患者さんからナースへ WHY?

Q なぜ、あぶらをとってはいけないのですか?

A （胆石症の場合） 胆汁には脂質の消化・吸収を助ける働きがあります。脂質をたくさんとると、胆嚢が強く収縮して、発作の誘因になります。

（膵炎の場合） 脂質は膵液中の消化酵素を増加させて、分泌量や濃度・粘りけを増します。これが膵炎を発症させたり、発作の誘因になります。

Q ごまやくるみ、ピーナッツは食べてはいけないのですか?

A ごまあえひとり分のごま約10gは、脂質5gを含んでいます。くるみ1個分10gには7g、ピーナッツ20粒（15g）には7.5gの脂質があります。脂質の多い食品であることを知って、使う量を控えてください。

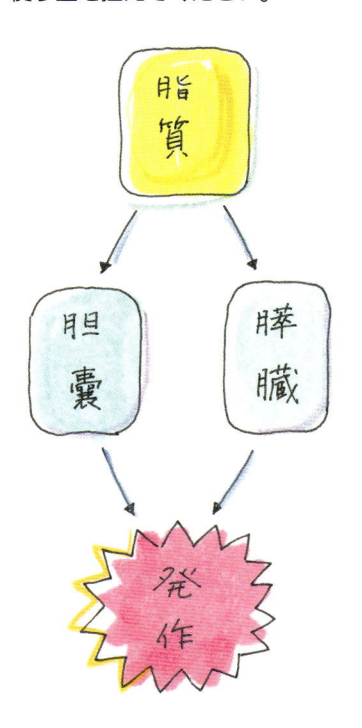

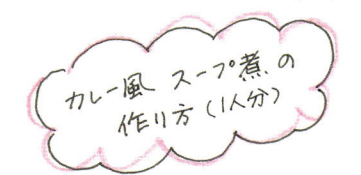

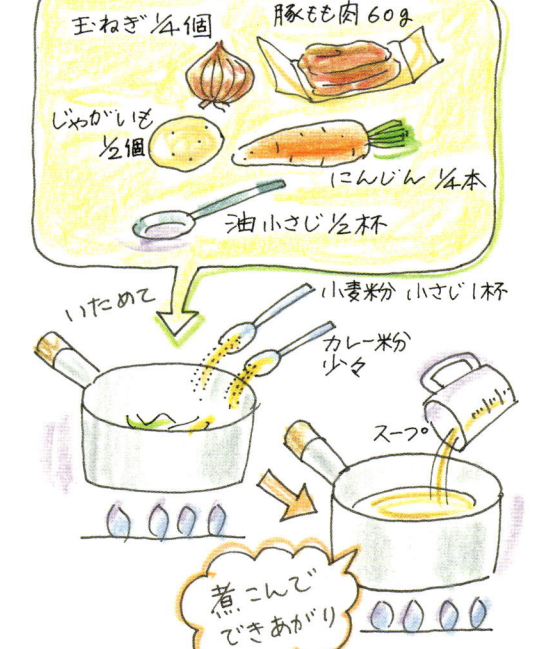

Q どうしてもカレーライスが食べたいのですが……。

A 普通のカレーは、ルウが高脂質です。胆石症の方なら、カレー粉を少し使ってカレー風味のスープ煮を作ってみませんか?

Q 刺し身は食べられますか?

A 魚の種類に気をつけてください。赤身・白身は問題ありません。トロなどの高脂質なものは避けてください。

カレー風スープ煮の作り方（1人分）
- 玉ねぎ 1/4個
- 豚もも肉 60g
- じゃがいも 1/2個
- にんじん 1/4本
- 油 小さじ1/2杯
- 小麦粉 小さじ1杯
- カレー粉 少々
- スープ

いためて → 煮こんでできあがり

脂質 → 胆嚢・膵臓 → 発作

胃・十二指腸潰瘍

食事療法の基本

- 胃液の分泌を促進させない食物をとります。
- 胃滞留時間が短く、胃に負担をかけない食物を選択。
- 胃粘膜への物理的・化学的刺激の少ない食物をとります。
- 消化・吸収のよい食物を選びます。
- バランスよく、高エネルギー食に。
- 各種ビタミン・ミネラルも補給。

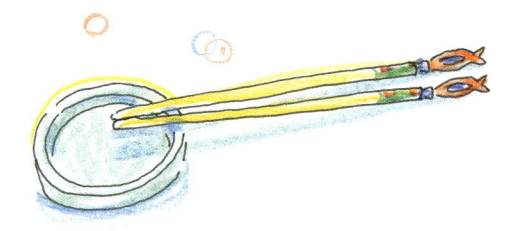

こうするとスムーズ！

胃液を分泌させやすい食品に注意

- カレー粉・わさび・唐辛子などは控えます。
- 酸味・甘味の強い食品をたくさんとるのは控えます。ただし、食欲を増進させる効果もあるので、少量を上手に使って。
- さば・さんま・うなぎ・牛すね肉・いか・たこ・かに・貝類など、エキス分の多い魚や肉に注意。煮る・ゆでる・蒸す・網焼きなどの方法でエキス分を除きます。煮汁は飲まないように。
- アルコールは、食欲を増進させる程度に。
- コーヒー・紅茶・緑茶のカフェインも控えたいもの。ミルクを加えたり、薄めに作ったりし、体温程度にして飲みます。

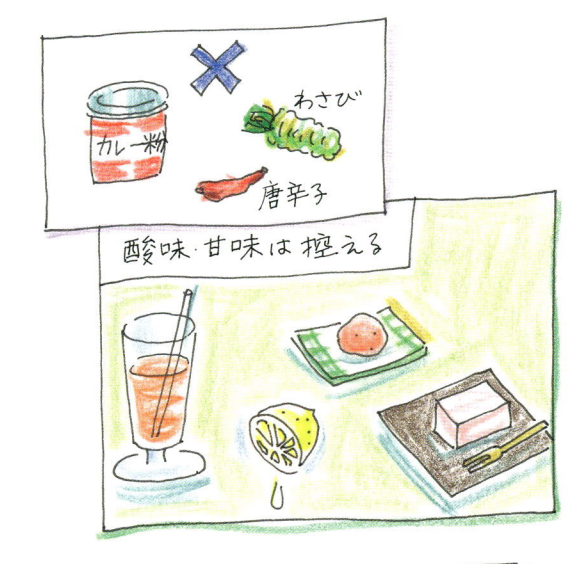

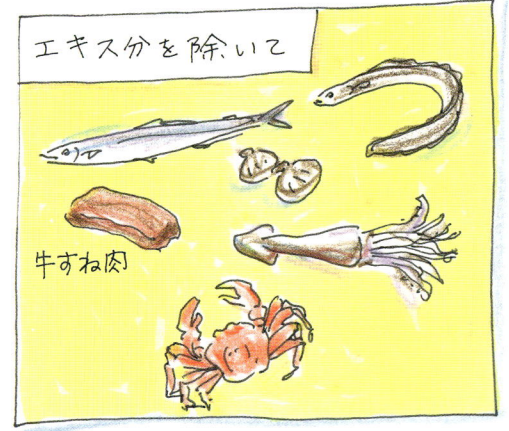

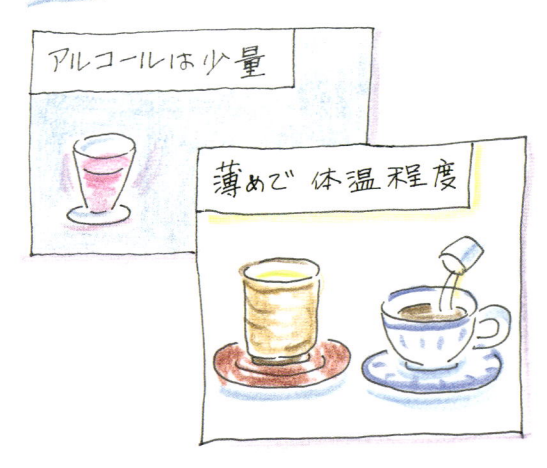

胃粘膜を刺激する食品は？

- 野菜・海藻・こんにゃくなど、繊維の多い食品に注意します。野菜は小さく切る、よく煮る、うらごす、すりおろすなどすると、胃への負担が軽くなります。
- 冷たいもの・熱いものはゆっくり食べます。
- 味の濃いもの、特に塩辛いものは少しだけいただきます。
- 炭酸飲料は避けます。

柔らかいもの・刺激の少ないものばかり!?

- 柔らかい、水分の多いものばかり食べていると、思ったように栄養がとれません。初めはおかゆでも、食べられるようになったら柔らかく炊いたご飯にすると、倍のエネルギーがとれます。
- 胃への刺激が少ない炭水化物中心の食事も、長く続けると栄養のバランスがとれず、潰瘍の治りを遅くすることがあります。肉・魚・卵・大豆製品などでタンパク質を、野菜・果物・芋類でビタミン・ミネラルを補います。

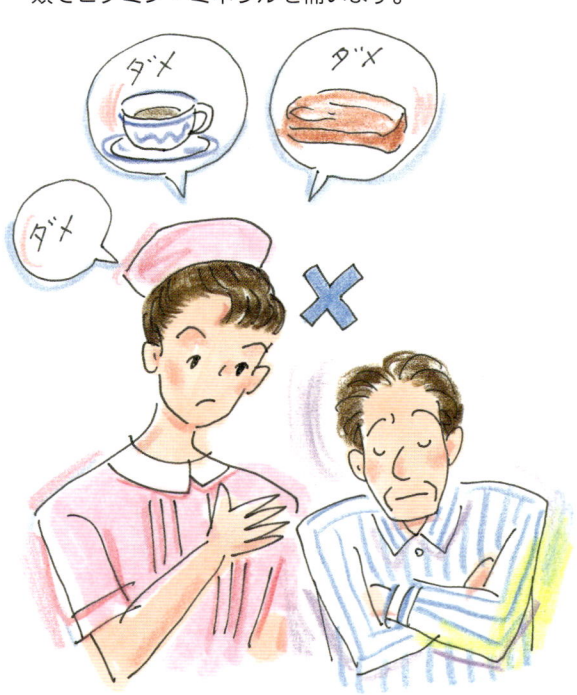

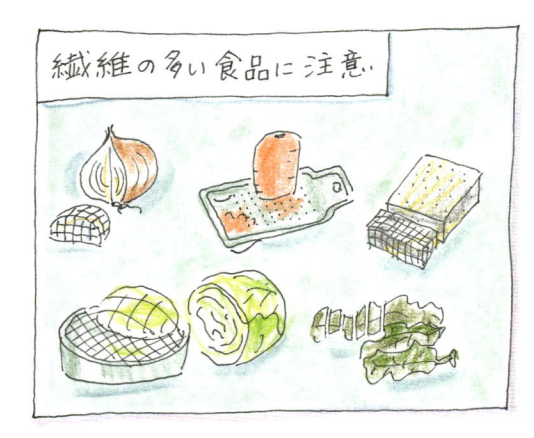

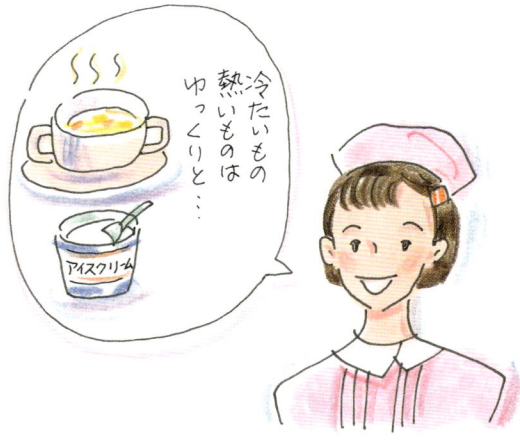

禁止食品ばかりを並べるのは禁物

- 教える側としては、禁止食品を伝えておけば安心で効率的。でも、患者さんは神経質になっているので、「ダメ」と言われると、いっさい口にしなくなるケースがあります。栄養不足になる危険が……。

食べられるものと量を教えます。

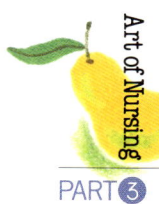

献立例

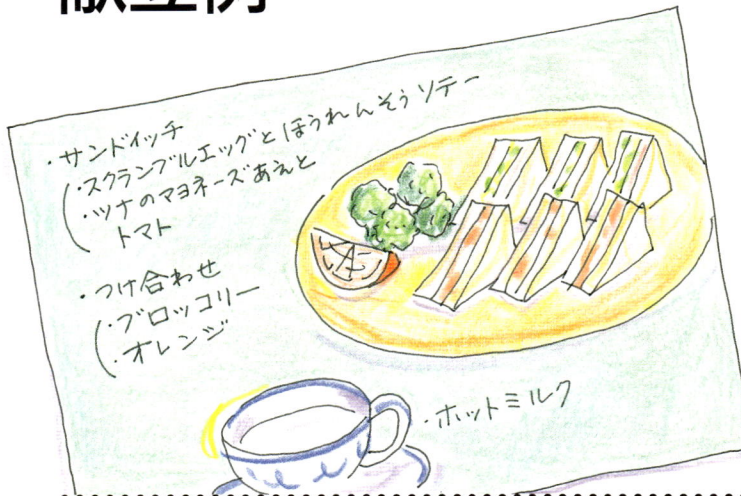

●胃・十二指腸潰瘍の患者さんのために　　　1900kcal・タンパク質80g

Breakfast

ご飯(小)1杯半	150g
(または食パン1枚半)	
鶏卵1個	50g
野菜1皿	120g
牛乳コップ1杯	200ml

・サンドイッチ
 (スクランブルエッグとほうれんそうソテー
  ツナのマヨネーズあえとトマト)
・つけ合わせ
 (ブロッコリー
  オレンジ)
・ホットミルク

Lunch

ご飯(小)1杯半	150g
魚または肉1切れ	60g
野菜1皿	120g
芋類	100g

・青菜の煮浸し
・クリーム煮
 (とりもも皮なし肉
  にんじん・キャベツ
  じゃがいも・牛乳
  パセリ)

Snack

小麦粉	40g
果物	100g
牛乳コップ1杯	200ml

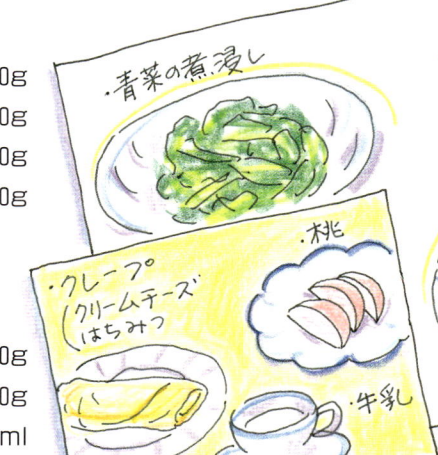

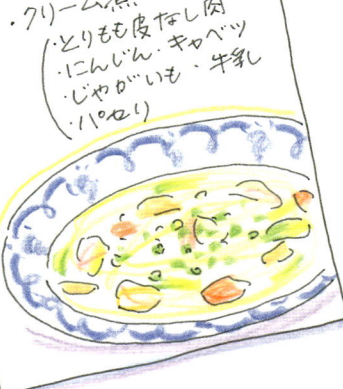

・クレープ
 (クリームチーズ
  はちみつ)
・桃
・牛乳

Supper

ご飯(小)1杯半	150g
魚または肉1切れ	60g
豆腐1/3丁	100g
野菜1皿	120g
果物	100g

・りんご
・白身魚のホイル焼き
 (すずき・トマト
  三つ葉・レモン)
・湯豆腐
 (春菊・白菜
  ねぎ)
・ご飯

※油は1日合計大さじ2杯程度(乳化油)、調味料は控えめに、野菜の1/3量は緑黄色野菜にします。

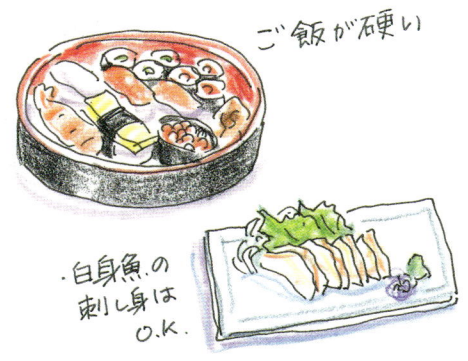

患者さんからナースへ **WHY?**

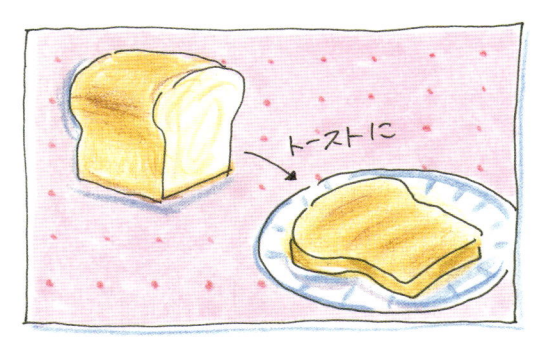

Q 油は消化に悪いといいますが、とってもいいのでしょうか？

A 脂質は確かに胃の滞留時間が長く、消化が悪いといわれます。でも、少量でもたくさんのエネルギーがとれるので、上手に利用してください。
バターやマーガリン、マヨネーズなどの乳化脂肪は消化・吸収がよく、胃の粘膜を保護する働きがあります。1日大さじ1～2杯程度とるといいですね。
揚げ物は煮る（揚げ煮）と、さっぱりと食べられます。古い油は消化が悪いので、油はいつも新しいものを使います。

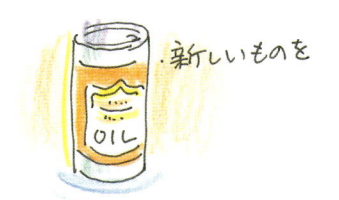

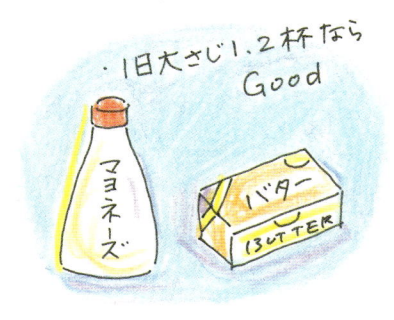

・ご飯が硬い
・白身魚の刺し身はO.K.
トーストに
・新しいものを
・1日大さじ1,2杯なら Good

Q おすしが大好物ですが、食べていいでしょうか？

A すし飯は硬めに炊くことが多いので、外食のすしは、あまり消化がよくありません。刺し身は、白身魚なら消化がよいので食べられます。潰瘍の薬を飲んでいる場合は、胃の殺菌力が低下しているので、特に鮮度のよいものを選んでください。

Q 芋類は繊維が多いようですが、食べてもいいでしょうか？

A 確かに繊維が多いので、皮を厚くむき、よく加熱して繊維をバラバラにするか、うらごしして食べます。エネルギー源にもなり、ビタミンやミネラルも豊富。1日1個（100g）程度は食べたいものです。

Q ご飯やめん類は、柔らかいので何でも食べてかまいませんか？

A いためご飯・炊き込みご飯などの場合、消化がよくありません。中に入れる材料を考え、柔らかく炊いたご飯で作れば食べられます。めん類・スパゲッティも柔らかくゆでます。パンはトーストすると、消化がよくなります。

胃切除術後

食事療法の基本

- 頻回食。
- 十分な栄養をとるよう注意。
- 消化のよいコンパクトな食事。

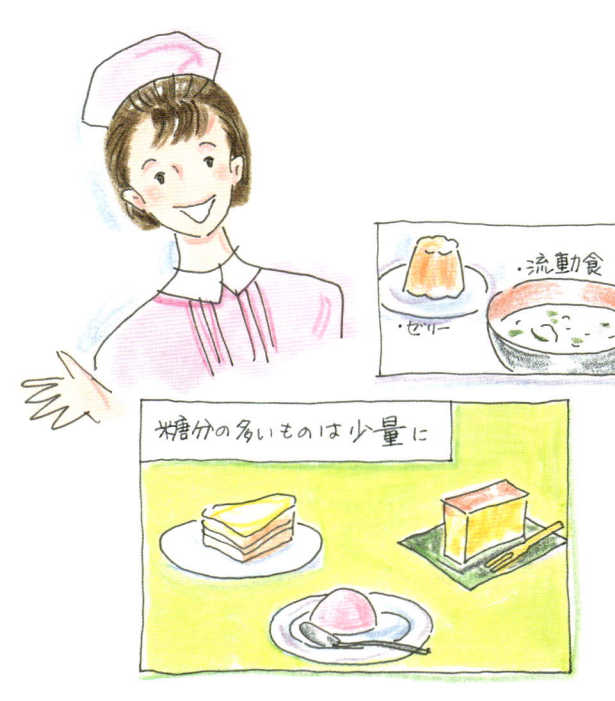

こうするとスムーズ!

通過障害・食欲不振の人には

- 特に術後初期には、なかなか食べられないもの。患者の好みに応じた流動食から始めます。ゆっくり、よくかんで食べるように伝えます。ゼリーなど、口当たりのよいものを利用。
- 1回の食事に時間がかかるため、分食を行うと1日中食事をしているようにもなりかねません。間食は、ごく軽いものにするのも一案です。菓子類は控え、タンパク質が豊富な食品を。

ダンピング症候群を起こさないために

- 食物が十分消化されないで腸に入ると、冷汗・めまい・動悸・嘔気・嘔吐・腹痛・下痢など、ダンピング症候群の症状が出ることがあります。

→**前期ダンピング症候群**：流動食もゆっくり、かむようにして飲み込みます。

- 食品に糖分が多いと起きやすくなります。甘いケーキ・カステラ・アイスクリームなど、糖分の多い食品は少量に。

→**後期ダンピング症候群**：血糖の急上昇に対してインスリンが多量に出されるため、低血糖になり、食後2～3時間に起こります。あめなどなめて、血糖を上げると症状は和らぎます。

- 食後30分～1時間、横になるようにします。

患者さんからナースへ● WHY?

Q お酒はやめたほうがいいですか？

A たくさん飲まなければ大丈夫です。術前より早く酔いがまわるようになり、飲みすぎる人は少ないようです。食欲増進効果もあり、少しの飲酒はむしろすすめられます。

Q 食べてはいけない食品がありますか？

A ほとんど、食べられないものはありません。食物繊維の多い食品・刺激性の食品・油の多い食品は控えめにします。食べられそうなものを食べて、摂取量を増やすよう心がけてください。

献立例 ●胃切除術後の患者さんのために

1700kcal・タンパク質75g

Breakfast

- ご飯(小)1杯 ……………… 100g
- (または食パン1枚)
- 鶏卵1個 …………………… 50g
- 野菜1皿 …………………… 120g
- 牛乳コップ1/2杯 ………… 100ml

Snack

- 小麦粉製品 ………………… 20g
- チーズ ……………………… 20g

Lunch

- ご飯(小)1杯 ……………… 100g
- (または乾めん40g)
- 魚または肉1切れ ………… 60g
- 野菜1皿 …………………… 120g

Snack

- 小麦粉製品 ………………… 20g
- 牛乳コップ1/2杯 ………… 100ml
- 果物 ………………………… 100g

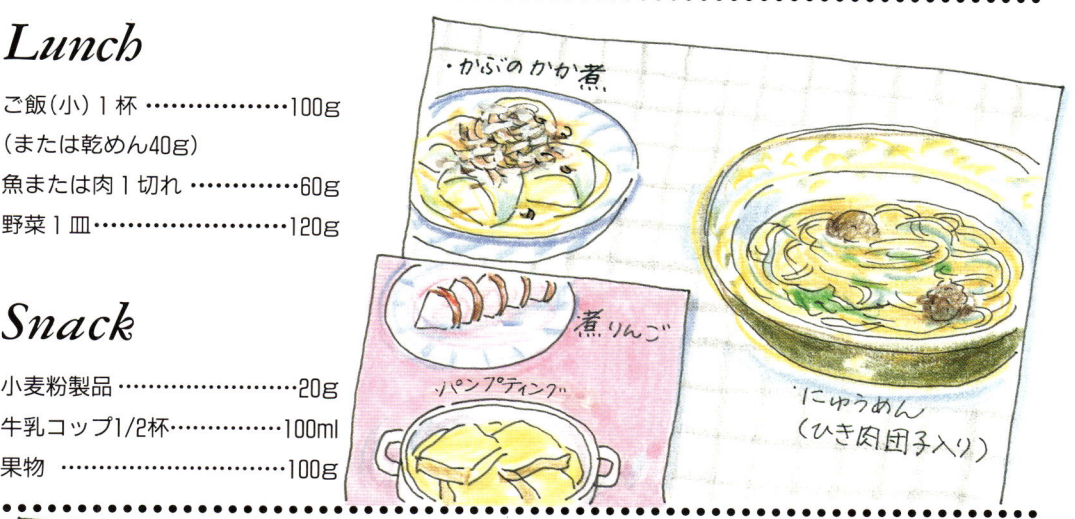

Supper

- ご飯(小)1杯 ……………… 100g
- 魚または肉1切れ ………… 60g
- 野菜1皿 …………………… 120g
- 芋類 ………………………… 100g
- みそ汁1杯 ………………… 150ml

Snack

- 牛乳コップ1杯 …………… 200ml

※油は1日合計大さじ2杯程度、調味料は控えめに、野菜の1/3量は緑黄色野菜にします。

潰瘍性大腸炎・クローン病

食事療法の基本

- 低残渣食。
- 脂質制限。
- 十分な栄養をとります。
- 刺激物を控えます。

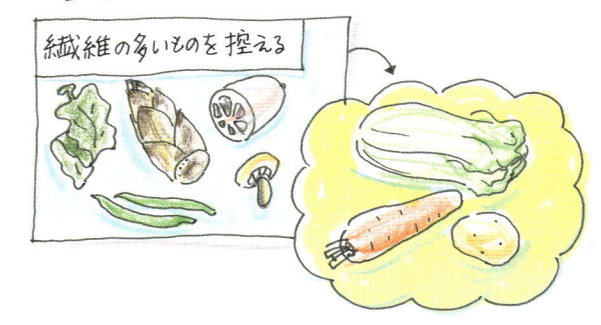

こうするとスムーズ！

緩解期の維持がポイント

- 急性期は経口摂取は避け、中心静脈栄養（IVH）を施行します。腸を安静にして、緩解期に導入してから経腸栄養や食事が開始されます。
- この緩解期の維持がむずかしく、特にクローン病では、通常の食事をするとほとんどの人が再燃してしまいます。

病状に応じて、経腸栄養・中心静脈栄養と食事の割合を調節。栄養状態を保ちながら、食事をしたいという希望をかなえます。

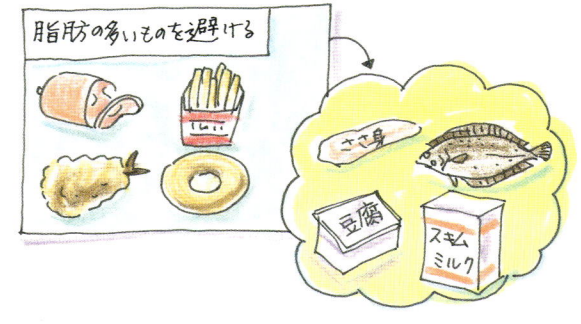

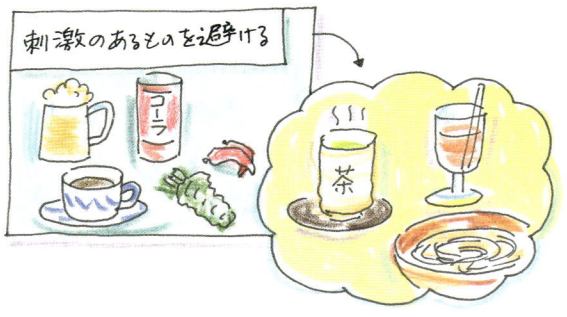

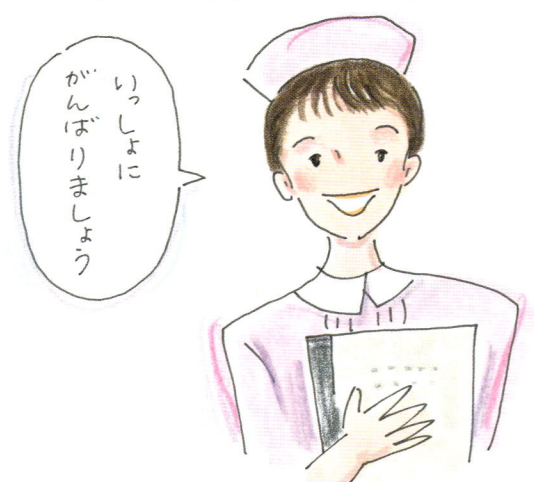

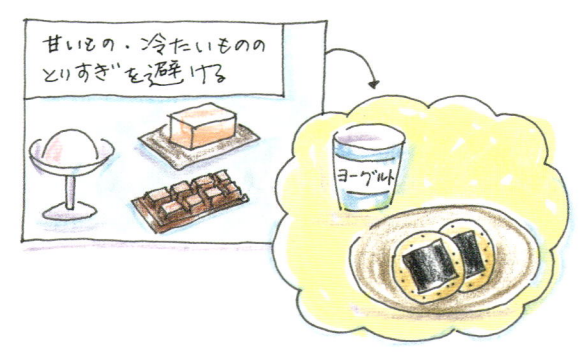

・低残渣・低脂肪食

繊維の多いものを控える

脂肪の多いものを避ける

刺激のあるものを避ける

甘いもの・冷たいもののとりすぎを避ける

いっしょにがんばりましょう

成分栄養剤と半消化態栄養剤
●成分栄養剤（エレンタール®など）は、低脂質で、繊維成分を含まず、消化を必要としないアミノ酸。腸に負担をかけません。
一般には経管摂取。独特のにおいがあって、直接飲むのは、たいへんな努力がいります。飲みやすくするためのフレーバーもあるので、試してみたいもの。
●半消化態栄養剤は脂肪酸を含んでいるため飲みやすく、移行期には便利です。ただ、長期に摂取する場合は、脂質による疾患の再燃に注意。

繊維を減らして、バランスよく
●繊維摂取は3g以下に制限されます。これは繊維が腸管を刺激し、安静が保てなくなるため。
●繊維3g以下では、野菜はあまり食べられません。ビタミン・ミネラルをとりバランスのよい食事にするため、1日に100g程度とります。

乳糖に注意！
●ほとんどのクローン病・潰瘍性大腸炎の患者さんは、牛乳を飲むと下痢をします。これは、腸内に乳糖を分解する酵素が欠落しているため。乳糖を分解してある牛乳を利用します。
●この病気は個人差が大きく、牛乳以外にも食べられないものがある人がいます。その人に適した食品をみつけ、十分な栄養素をとっていくことが大切。

・野菜の食べ方

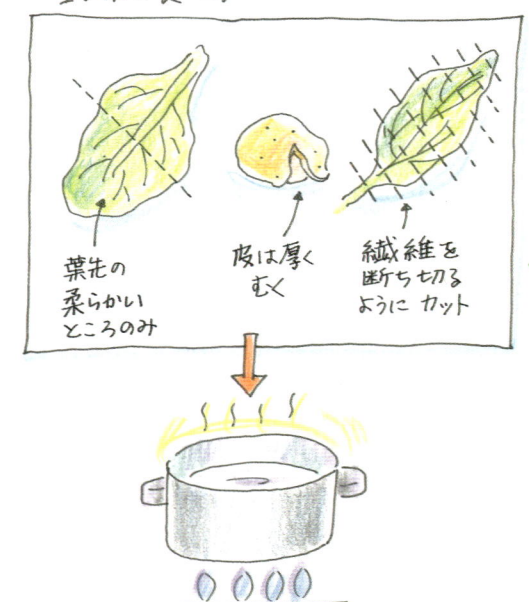

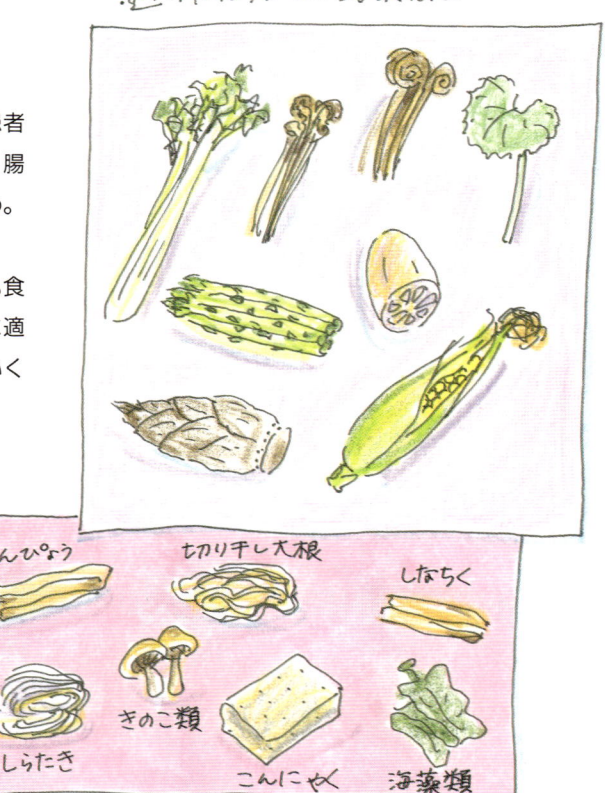

葉先の柔らかいところのみ

皮は厚くむく

繊維を断ち切るようにカット

・避けたほうがよい野菜など

かんぴょう　切り干し大根　しなちく
しらたき　きのこ類　こんにゃく　海藻類

献立例

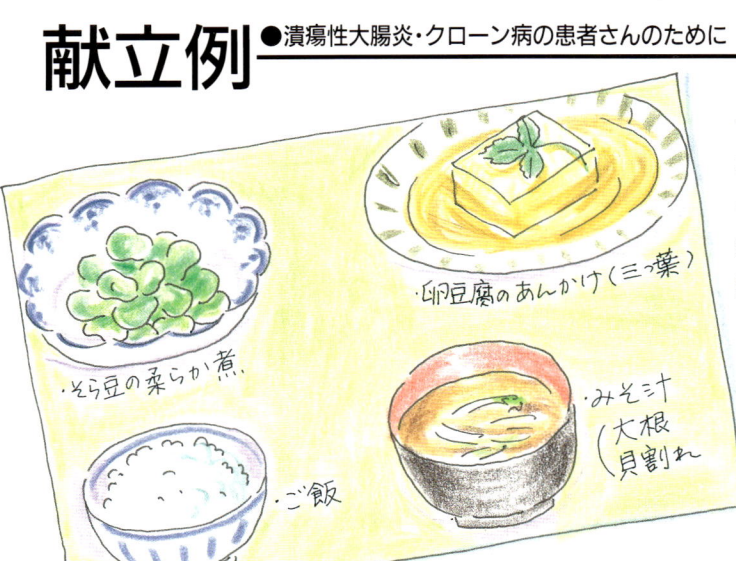

●潰瘍性大腸炎・クローン病の患者さんのために　　1500kcal・タンパク質70g

Breakfast

ご飯(大)1杯 …………… 200g
（または食パン2枚）
鶏卵1個 …………… 50g
野菜 …………… 30g

・そら豆の柔らか煮
・卵豆腐のあんかけ（三つ葉）
・ご飯
・みそ汁（大根、貝割れ）

Lunch

ご飯(大)1杯 …………… 200g
（または乾めん80g）
魚または肉1切れ …………… 60g
野菜 …………… 30g
果物 …………… 50g
（ヨーグルト1個）

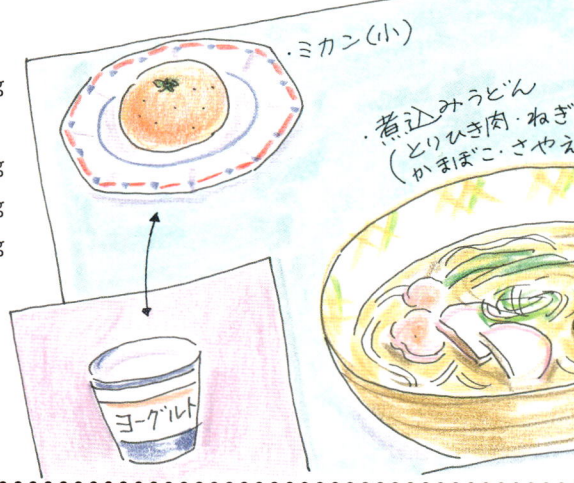

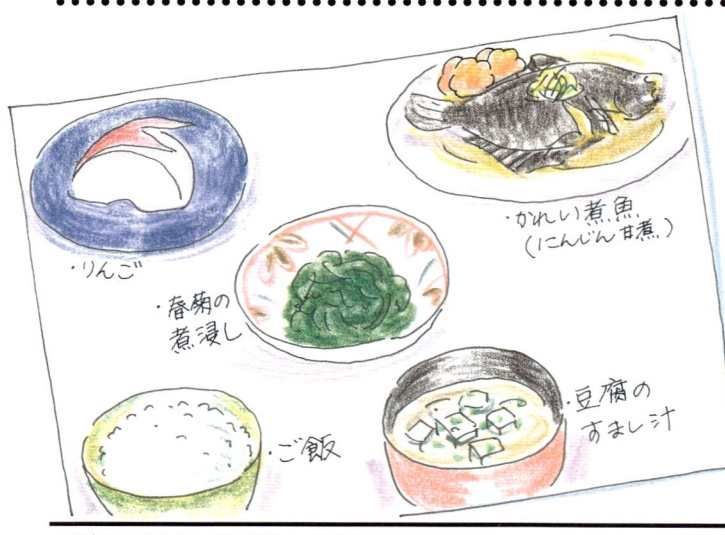

・ミカン(小)
・煮込みうどん（とりひき肉・ねぎ・ふ・かまぼこ・さやえんどう）
・ヨーグルト

Supper

ご飯(大)1杯 …………… 200g
魚または肉1切れ …………… 60g
豆腐1/3丁 …………… 100g
野菜 …………… 30g
果物 …………… 50g

・りんご
・かれい煮魚（にんじん甘煮）
・春菊の煮浸し
・ご飯
・豆腐のすまし汁

※油はできるだけ避け、調味料は控えめに　　※牛乳・ヨーグルトは、とれる人のみ
※タンパク質の不足分は経腸栄養剤で補います

患者さんからナースへ・WHY?

Q 魚に含まれるEPA（エイコサペンタエン酸）・DHA（ドコサヘキサエン酸）は、クローン病や潰瘍性大腸炎の炎症を抑えると聞きましたが、本当ですか？

A 多価不飽和脂肪酸のうちn－3系と呼ばれる脂肪酸に、炎症抑制作用があるといわれています。これらは、青魚に多く含まれています。ただ、小腸に炎症がある場合は当然吸収が阻害されます。
しそ油（えごま油）にも、同様の脂肪酸が含まれます。
緩解期に用いるのなら問題ありません。

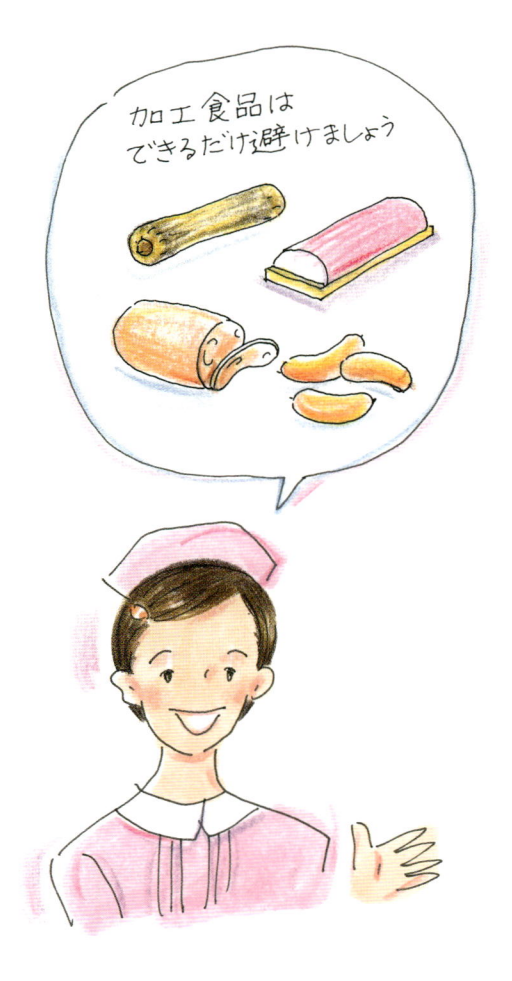

・炎症抑制作用

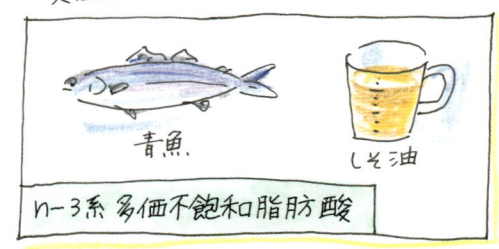

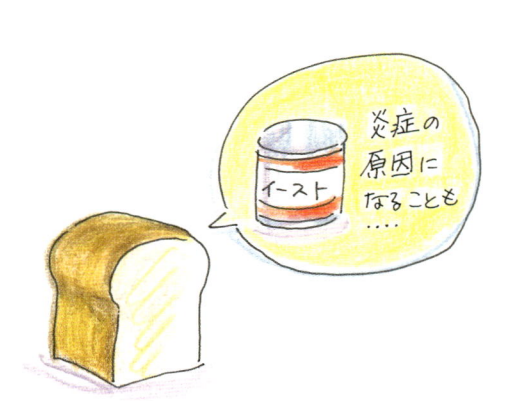

青魚　しそ油

n－3系多価不飽和脂肪酸

加工食品はできるだけ避けましょう

イースト　炎症の原因になることも……

Q パンは消化がよいと聞きますが、食べてもいいでしょうか？

A パンに使われるイーストが、炎症の原因になることがあります。適・不適は個人差があるので、症状の悪化がないか、テストする必要があります。

Q 市販の加工食品で、食べられるものはありますか？

A 加工食品には、変質防止のため防腐剤や着色料・塩分が多く含まれ、炎症を悪化させることがあります。できるだけ避け、食べる時は少量にします。

腎疾患

食事療法の基本

腎臓病の食事療法のポイントは、塩分制限・タンパク質制限、十分なエネルギー摂取です。これにより、腎疾患の進行を抑制します。

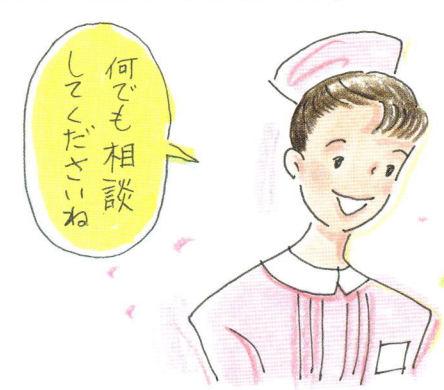

慢性腎炎
- 食塩制限のみ（1日7g程度）。
- 病状により、慢性腎不全の食事療法を適応します。

ネフローゼ症候群
- 食塩制限（1日3～5g）。
- タンパク質制限（軽度：標準体重1kg当たり0.8g程度）。

慢性腎不全
- 食塩制限（1日7g以下）。
- タンパク質制限（高度：標準体重1kg当たり0.6g以上、0.7g未満）。
- エネルギーの確保（標準体重1kg当たり35kcal程度）。

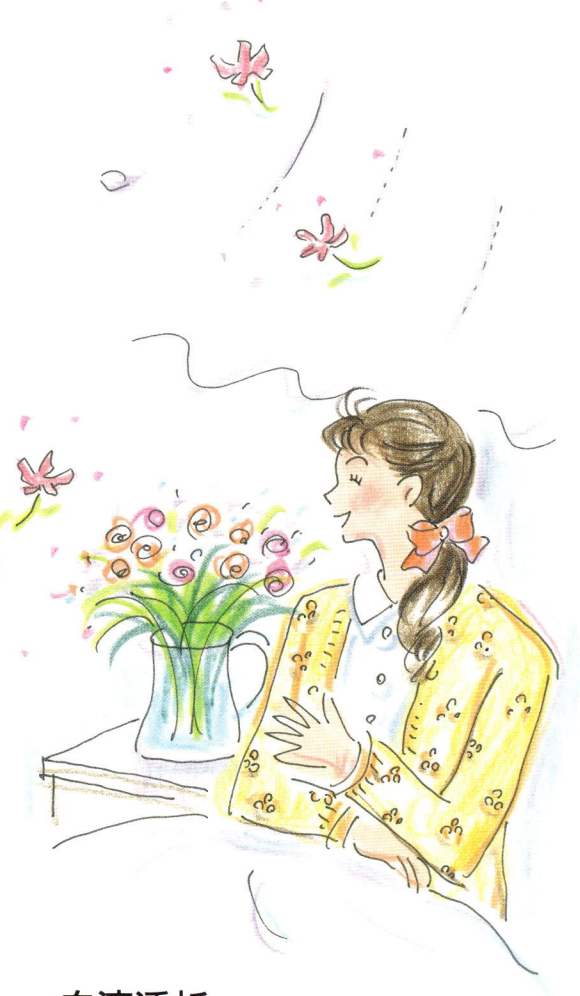

血液透析
- 食塩制限（1日現体重1kg当たり0.15g、残腎尿量100mlにつき0.5g/日増量可）。
- タンパク質制限（軽度：標準体重1kg当たり1.0～1.2g程度）。
- エネルギーの確保（標準体重1kg当たり30～35kcal程度）。
- 水分制限。
- カリウム・リンの制限。

治療用特殊食品（例）

食品名（食品の分量）	製造・販売 [分量の目安]
エネルギー調整用食品（100kcal当たり）	
【低甘味ブドウ糖重合体製品】 ＊甘さは少なく、エネルギー量は砂糖と同じ	
粉あめ（25g）	H+Bライフサイエンス
カロライナー（25g）	日研化学
【でんぷん製品】	
でんぷんうどん（30g）	日本療食
でんぷん米（30g）	日本療食
【中鎖脂肪酸製品】 ＊消化のよい、貯蔵脂肪になりにくい油	
マクトンオイル（12g）	万有エー・エス・シー
マクトンクッキー（20g）	万有エー・エス・シー［約5個］
マクトンビスキー（20g）	万有エー・エス・シー［約3枚］
マクトンプチゼリー（25g）	万有エー・エス・シー［約1個］
タンパク質調整用食品（タンパク質3g当たり）	
低タンパク質小麦粉（50g）	昭和産業
低タンパク質ホットケーキミックス（90g）	昭和産業
げんたそば（乾）（100g）	キッセイ薬品工業
【低タンパク質ご飯】	
ゆめごはん・各種	万有エー・エス・シー［1パック180g］
ピーエルシーごはん・各種	ホリカフーズ
低蛋白パン（80g）	三和化学研究所［1個50g］

参考：巻末文献(5)

リンを多く含む食品

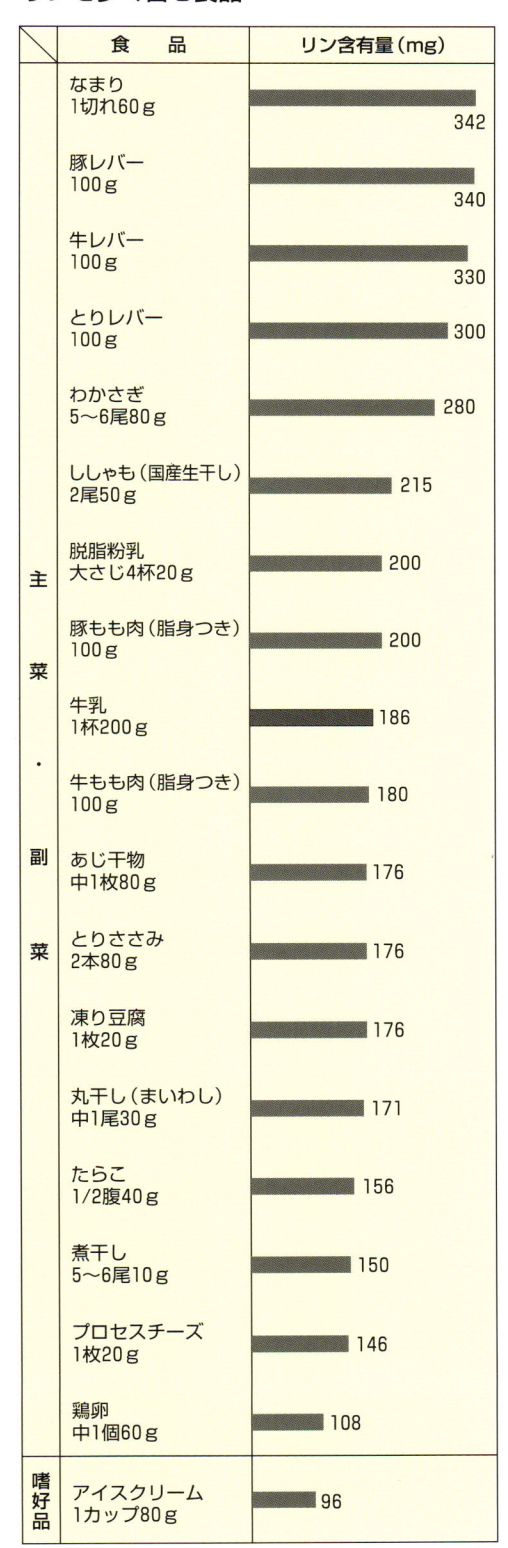

	食品	リン含有量（mg）
主菜・副菜	なまり 1切れ60g	342
	豚レバー 100g	340
	牛レバー 100g	330
	とりレバー 100g	300
	わかさぎ 5〜6尾80g	280
	ししゃも（国産生干し） 2尾50g	215
	脱脂粉乳 大さじ4杯20g	200
	豚もも肉（脂身つき） 100g	200
	牛乳 1杯200g	186
	牛もも肉（脂身つき） 100g	180
	あじ干物 中1枚80g	176
	とりささみ 2本80g	176
	凍り豆腐 1枚20g	176
	丸干し（まいわし） 中1尾30g	171
	たらこ 1/2腹40g	156
	煮干し 5〜6尾10g	150
	プロセスチーズ 1枚20g	146
	鶏卵 中1個60g	108
嗜好品	アイスクリーム 1カップ80g	96

こうするとスムーズ！

慢性腎炎の場合
●塩分制限が守れるようアドバイスします（P.24〜25、42〜43参照）。

ネフローゼ症候群の場合
●タンパク質の過剰摂取に注意！　以前は高タンパク質食が用いられてきましたが、最近ではむしろ腎障害を進展させるといわれます。標準体重1kg当たり0.8〜1g程度のタンパク質量にします。

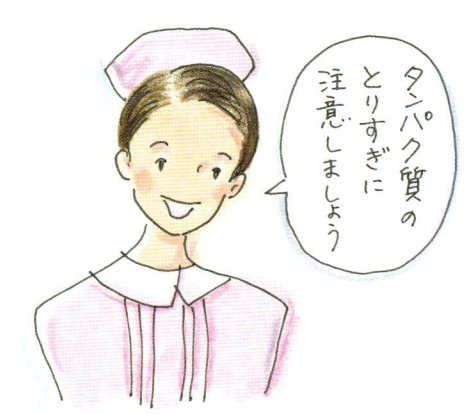

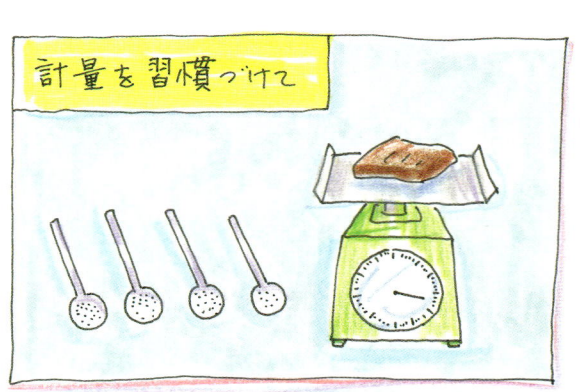

慢性腎不全の場合
●タンパク質の摂取量の制限が、質（アミノ酸価）の低下にならない注意が必要。主食を低タンパク食品に置き換え、その分のタンパク質を副食に回すと効率的（P.73参照）。低タンパク質のご飯（レトルトパック入り）も、各社から販売されています。

●適切な窒素出納が保たれるには、十分なエネルギー摂取が大切（標準体重1kg当たり30〜35kcal）。ただし、過剰なエネルギー摂取は耐糖能異常や高脂血症を、糖質や動物性脂肪のとりすぎは動脈硬化を進めます。MCT（中鎖脂肪酸）食品は吸収がよく、動脈硬化を進めにくい油が含まれるので上手に利用したいもの。

●厳格な食事療法を守るためには、食品の計量をぜひ習慣づけていただきます。

●タンパク質を30g程度に制限すると、カリウム制限にもなります。生の果物などをいっさい禁止する必要はないことがあるので、気をつけて。

●100g当たりのカリウム量の表を見る時は、実際に食べる量を忘れずに。100gのバナナは適量ですが、100gの海藻は膨大。普通に食べる量なら、海藻は禁止する必要がないことになります。ただでさえ複雑な腎臓病の食事療法──制限を増やして、患者さんを悩ませることのないようにしたいものです。

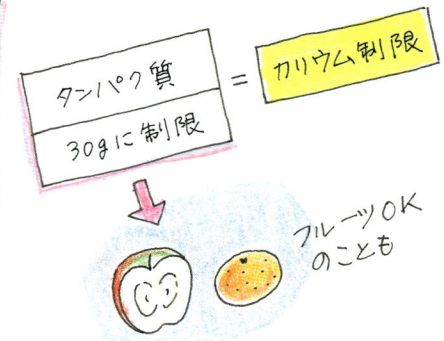

糖尿病性腎症の場合

- 糖尿病のための食品交換表を使用していた患者さんには、表3・表4の指示単位を減らし、表1（でんぷん食品）・表5の指示単位を増やすようにすると、理解しやすくなります。

ただし、この方法は誤差が大きいので、糖尿病性腎症の食品交換表や食品成分表を使う方法に移行していくほうがよいでしょう。

- 腎機能が低下するに従い、血糖コントロールの指標である糖化ヘモグロビン値は、見かけ上、下がることがあるので注意します。

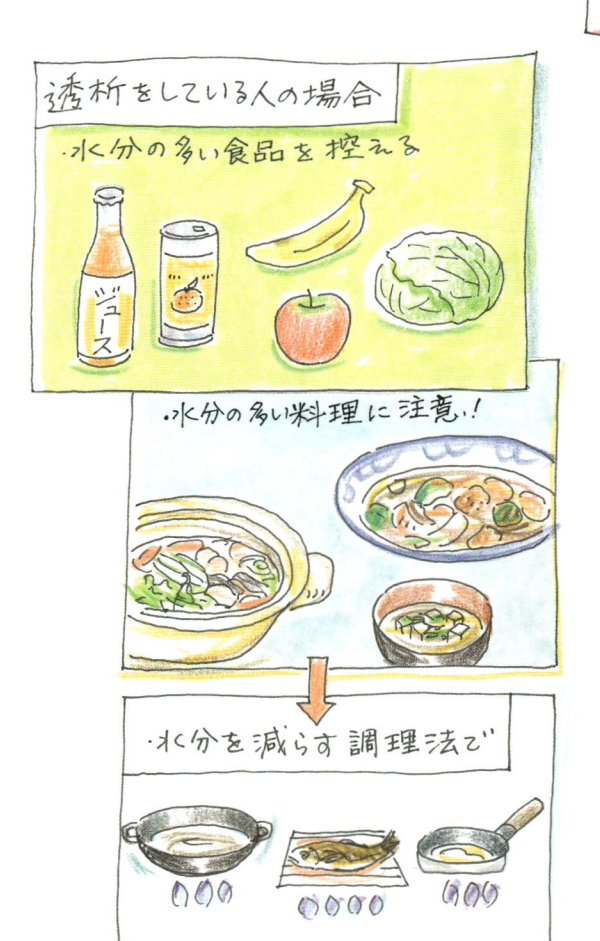

糖尿病性腎症の場合

例) 1600kcal タンパク質40g
　　塩分5gの指示の場合

表1	表2	表3	表4	表5	表6	調味料
7+4	1	3	1	3	0.7	0.3

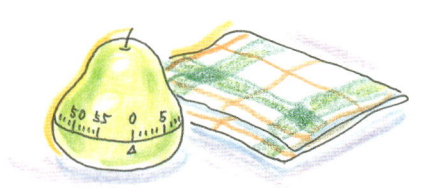

↑（でんぷん食品）

透析をしている人には

- 水分の多い食品（飲み物・果物・野菜）・水分の多い料理（鍋物・汁物・シチューなど）を控えるようアドバイス。揚げる・焼く・いためるといった調理法が、水分を減らします。
- 水分はナトリウムとともに貯留するため、塩分制限にも注意。のどが乾く時は、塩分のとりすぎがないか考えます。
- 透析歴が長くなると、リンが上昇。リンを多く含むのはタンパク源であることが多く、厳格なタンパク質制限をすると、リンも抑えることができます。
- 食品添加物にはリンの化合物が多いので、加工食品を控えます。

透析をしている人の場合

- 水分の多い食品を控える
- 水分の多い料理に注意！
- 水分を減らす調理法で

献立例 ●腎疾患の患者さんのために　　2000kcal・タンパク質70〜80g・塩分7g

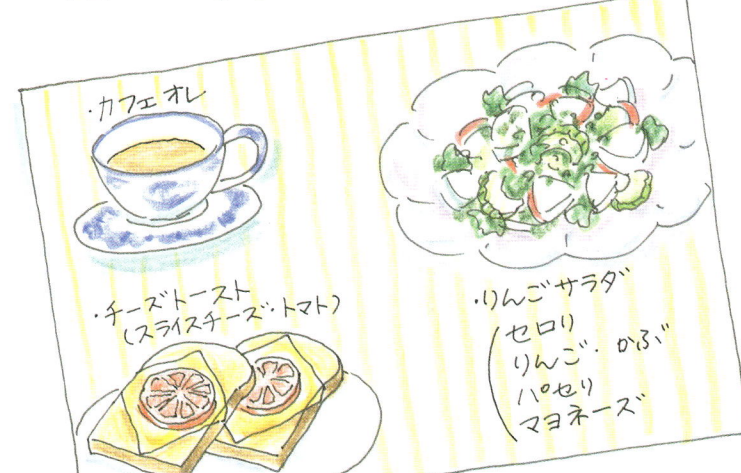

Breakfast

- ご飯(大)1杯 ………………200g
- (または食パン2枚)
- 鶏卵1個 ……………………50g
- 野菜1皿 ……………………120g
- 牛乳コップ1杯 ……………180ml

☆パンは、手に入れば、無塩のものを使う。

（イラスト：カフェオレ、チーズトースト（スライスチーズ・トマト）、りんごサラダ（セロリ・りんご・かぶ・パセリ・マヨネーズ））

Lunch

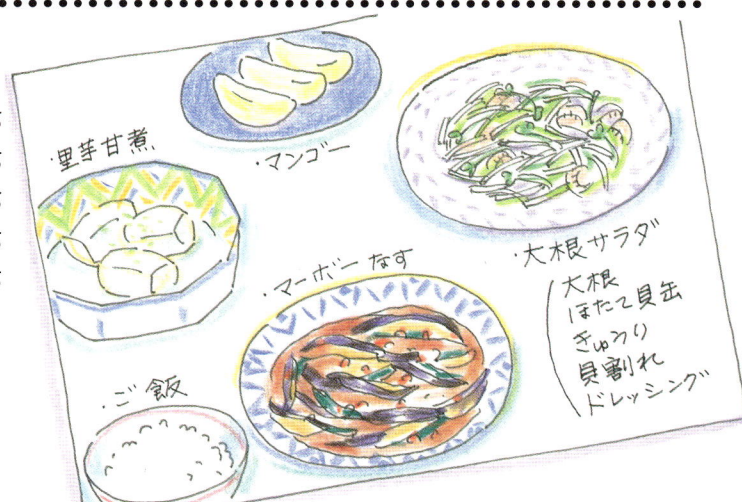

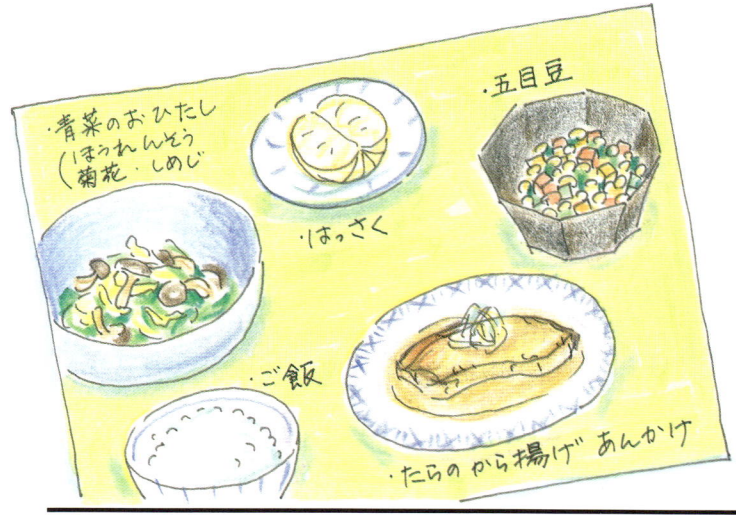

- ご飯(大)1杯 ………………200g
- 魚または肉1切れ …………60g
- 野菜1皿 ……………………120g
- 芋類 …………………………100g
- 果物 …………………………100g

（イラスト：里芋甘煮、マンゴー、マーボーなす、大根サラダ（大根・ほたて貝缶・きゅうり・貝割れ・ドレッシング）、ご飯）

Supper

- ご飯(大)1杯 ………………200g
- 魚または肉1切れ …………60g
- 豆腐1/3丁 …………………100g
- (または大豆20g)
- 野菜1皿 ……………………120g
- 果物 …………………………100g

（イラスト：青菜のおひたし（ほうれんそう・菊花・しめじ）、五目豆、はっさく、ご飯、たらのから揚げあんかけ）

※油は1日合計大さじ2杯程度、調味料は控えめに、野菜の1/3量は緑黄色野菜にします。

1600kcal・タンパク質50〜60g・塩分5g

Breakfast

ご飯(小)1杯半	150g
(または食パン1枚半)	
鶏卵1/2個	25g
野菜1皿	120g
芋類	70g
牛乳コップ1/2杯	100ml

☆パンは、手に入れば、無塩のものを使う。

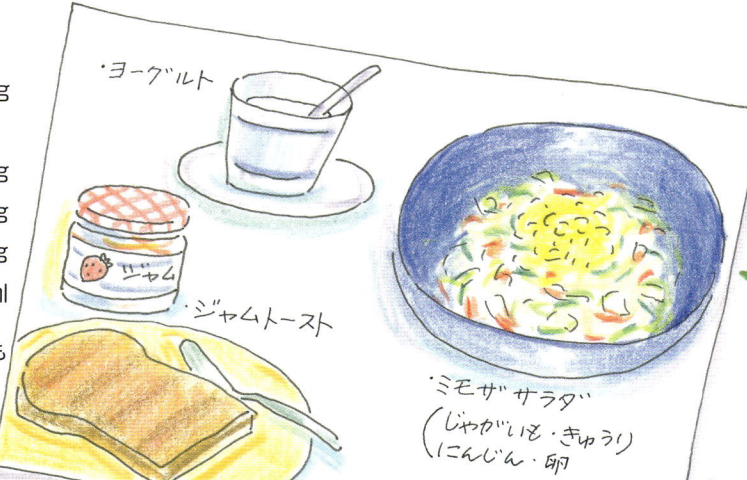

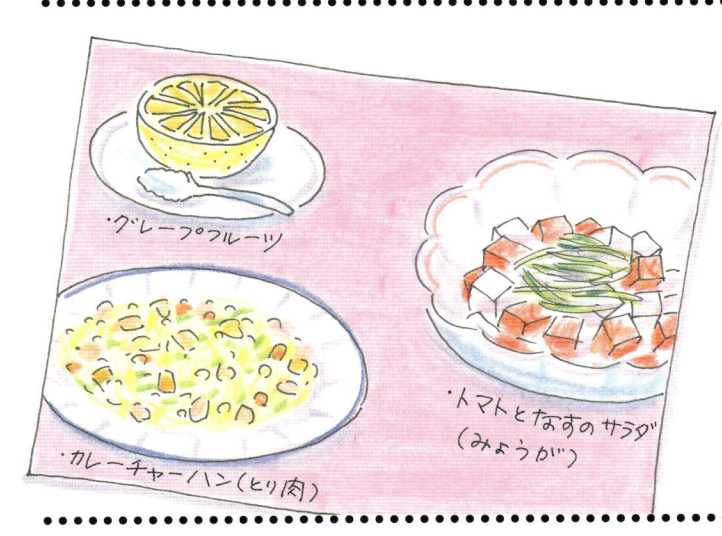

・ヨーグルト
・ジャムトースト
・ミモザサラダ
(じゃがいも・きゅうり
にんじん・卵)

Lunch

ご飯(小)1杯半	150g
魚または肉1切れ	60g
野菜1皿	120g
果物	100g

・グレープフルーツ
・カレーチャーハン(とり肉)
・トマトとなすのサラダ
(みょうが)

Supper

ご飯(小)1杯半	150g
豆腐1/3丁	100g
野菜1皿	120g
果物	100g

・すいか
・生揚げステーキ(大根おろし)
・白菜の甘酢漬け
・ご飯
・根菜のいため煮
(れんこん
ごぼう
にんじん
たけのこ)

※油は1日合計大さじ3杯程度、調味料は控えめに。 ※必要に応じて、エネルギーをとるための治療用特殊食品を追加。
野菜の1/3量は緑黄色野菜にします。

Art of Nursing
PART 3 The Key Points for Each Disease

献立例 ●腎疾患の患者さんのために

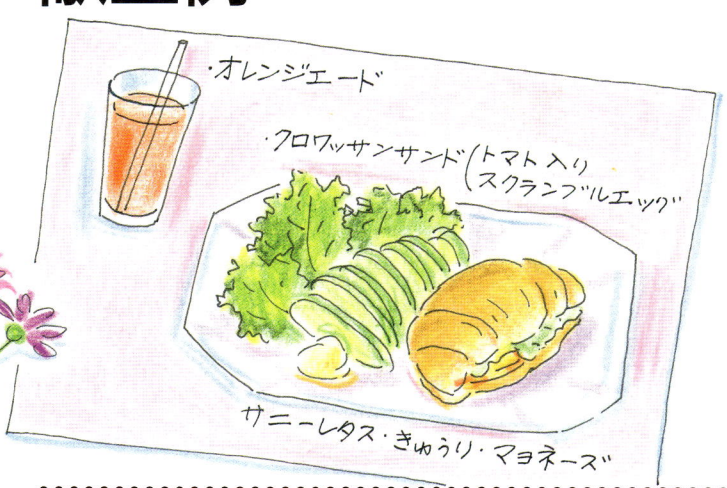

1800〜2000kcal・タンパク質30〜40g・塩分5g

Breakfast

- ご飯（小）1杯 …………… 100g
- （または低蛋白パン1個）
- 鶏卵1/2個 ………………… 25g
- 野菜1皿弱 ………………… 70g
- ジュース（エード） ……… 200ml

・オレンジエード
・クロワッサンサンド（トマト入りスクランブルエッグ）
サニーレタス・きゅうり・マヨネーズ

Lunch

- ご飯1杯 …………………… 180g
- 魚または肉（小）1切れ …… 30g
- 野菜1皿弱 ………………… 70g
- 果物 ………………………… 100g

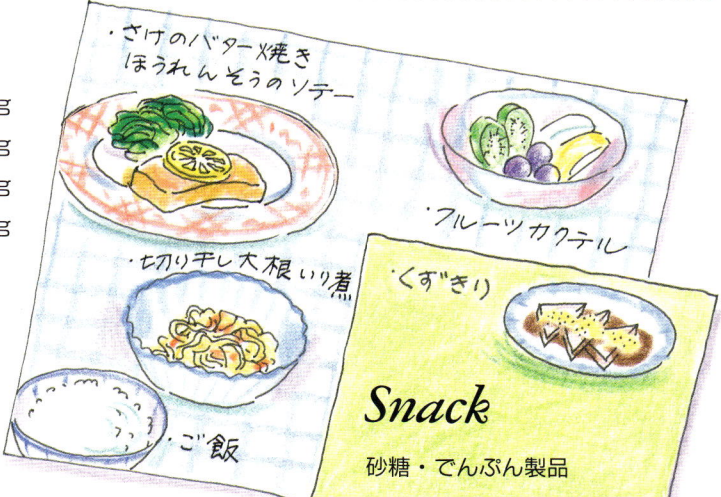

・さけのバター焼き　ほうれんそうのソテー
・切り干し大根いり煮
・フルーツカクテル
・ご飯

Snack

砂糖・でんぷん製品

・くずきり

Supper

- ご飯1杯 …………………… 180g
- 豆腐1/6丁 ………………… 50g
- （またはひき肉30g）
- 芋類 ………………………… 70g
- 野菜1皿弱 ………………… 70g
- 果物 ………………………… 100g

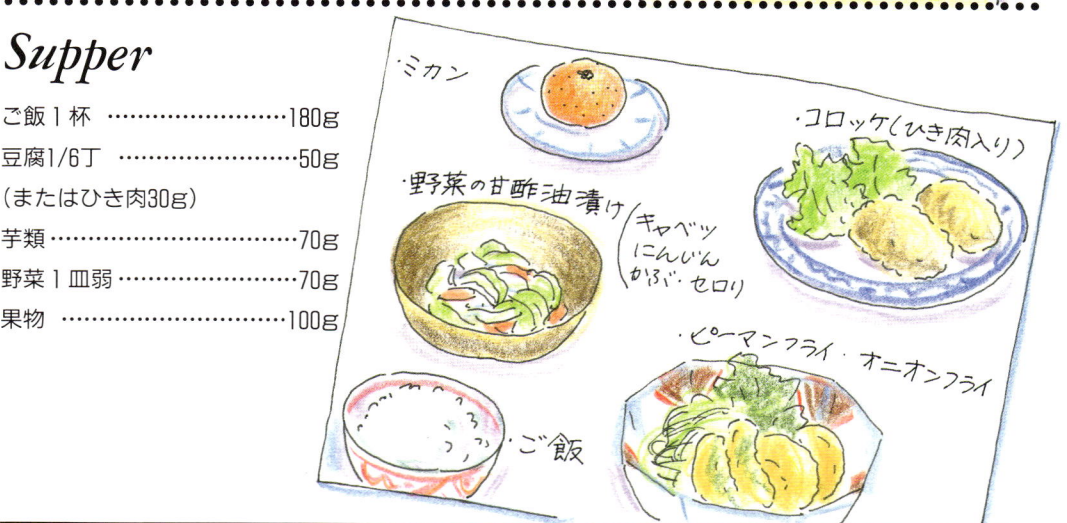

・ミカン
・コロッケ（ひき肉入り）
・野菜の甘酢油漬け（キャベツ・にんじん・かぶ・セロリ）
・ピーマンフライ・オニオンフライ
・ご飯

※油（MCTオイルを含む）は1日合計大さじ4杯程度、調味料は控えめに
※砂糖類やでんぷん製品200〜400kcal分追加（特殊食品の利用）

患者さんからナースへ **WHY?**

Q 1日のタンパク質を40gにするよう言われました。肉や魚を40gにすればいいのですか？

A タンパク質は肉や魚だけでなく、ご飯やパン・めん・芋・果物・野菜にも含まれています。1日に食べるいろいろな食品のタンパク質の合計を40gにするわけです。

→具体的な食品量の教え方
① 1日に食べてほしい食品の種類と概量で覚えていただきます。簡単ですが、不正確。
②「腎臓病食品交換表」を利用。タンパク質3gを含む食品の量を"1単位"とし、食品を6つのグループに分けています。タンパク質量は正確ですが、エネルギー量が不正確なので、糖尿病の人には向きません。
③「食品成分表」を利用。タンパク質・エネルギーとも正確にわかります。10gごと、または常用量当たりなどの栄養価がわかる"早見表"が便利。
数字の好きな人なら、食品交換表よりあいまいな部分がなく、好まれます。

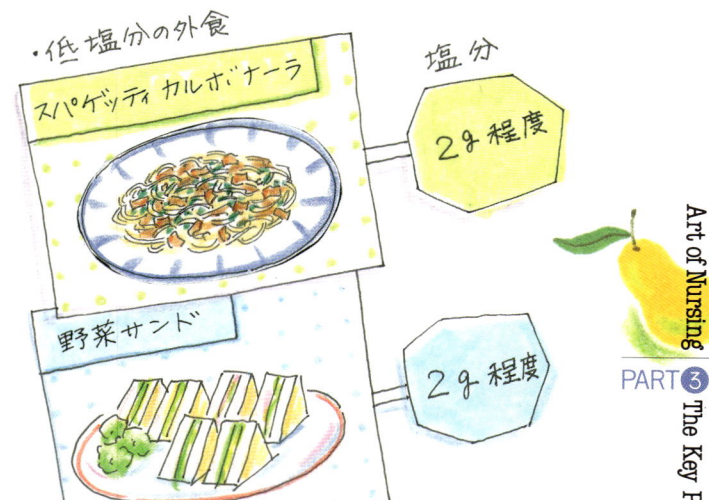

（ふきだし）タンパク質は肉や魚だけでなくいろいろなものに含まれています

・低塩分の外食
スパゲッティカルボナーラ　塩分2g程度
野菜サンド　2g程度

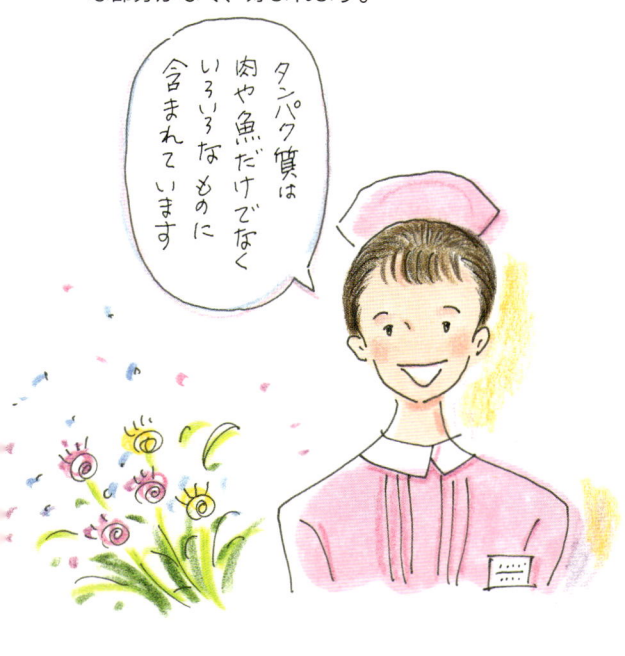

Q タンパク質と塩分の制限をしていますが、昼食は外食です。何を食べたらいいでしょうか？

A 外食では、低塩分のものは少ないのですが、低タンパク質のものはいくらかあります。日ごろから本を見たり、食品の計量を繰り返して見当をつけておいてください。
タンパク質の多い外食をとった日は、夕食のタンパク質を減らします。もちろん、多いと思ったら、その場で食べ残すことが大切です。普通、和食より洋食のほうが塩分が少量。また、値段の安いものはタンパク質が少なく、糖質・脂質が多い傾向があります。

Q 透析をしていますが、透析間の体重が増えがちです。どうしてでしょうか？

A 水分制限は守っていますか？　水分が体にたまると、体重が増加します。塩分もとりすぎると水分を体にためるので、制限を守ってください。

糖尿病

食事療法の基本

- 標準体重を維持する摂取エネルギー。
- 糖質・脂質・タンパク質をバランスよく。
- 食事時間は規則正しく。
- 食物繊維を多く摂取。

→血糖の急激な上昇を抑えるので、インスリン分泌を節約したり、コレステロールを下げます。低エネルギーでかさが多く、食べすぎを防止。

- 飲酒・甘い菓子、果物を制限します。

こうするとスムーズ！

おなかがすいた！

- 食事療法を始めたころの空腹感は、野菜・こんにゃく・海藻・きのこ・ガム・茶・ダイエット飲料など、低エネルギーの食品でまぎらします。2週間程度で、慣れてきます。
- 交感神経を活発にする軽い運動やシャワーも効果的。
- 血糖降下薬を服用したり、インスリン注射をしている人が低血糖を起こすと、異常な空腹を感じます。すぐに角砂糖や砂糖水、ジュースをとって、主治医に連絡します。ただし、α-グルコシダーゼ阻害剤服用者の低血糖では、ブドウ糖そのものの摂取が必要なので注意！

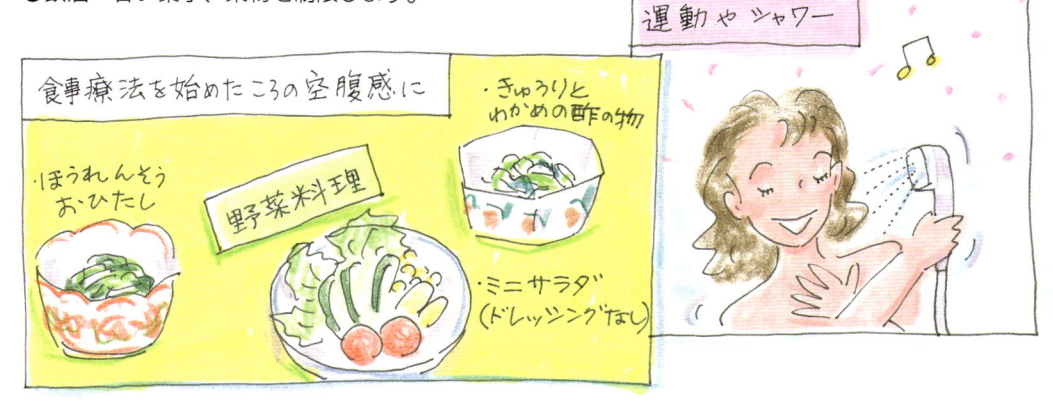

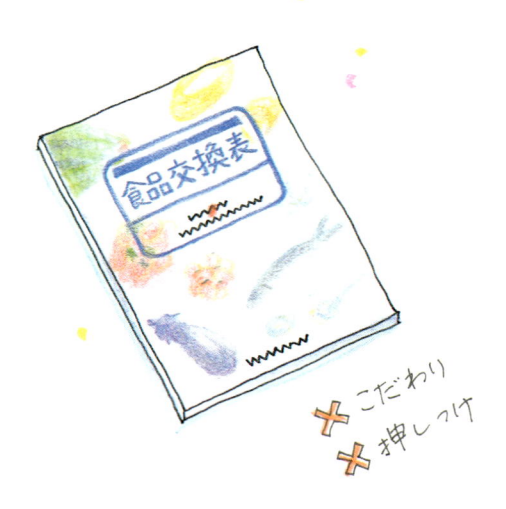

食品交換表の使い方がわからない

- だれにでも食品交換表を使おうとするのは無理があります。ふだんの食事を少し変えるだけで、指示を守れる人も。器の大きさと盛り方など、目分量で食事量を覚えていただくこともできます。

食品交換表は、ひとつの教材にすぎないことを忘れずに！

- 指導者が食品交換表の使い方を熟知していないと、患者さんを混乱させることに……。指導者の学習も大切に。

食事時間が不規則で、外食の多い人には

●通勤時間が長かったり、残業が多い人は、食事時間が不規則になりがち。朝食は必ずとること、昼食はざるそばなどですまさず、栄養のバランスのいいものを選ぶこと、夕食が遅くなる時は、夕方に牛乳や果物を食べておくことをアドバイスします。
●外食メニューの選び方・食べ残し方を教えます（P.36～39参照）。
●夕食が外食の場合は、自宅では不足の野菜を補う程度に。

つきあい酒がやめられない

●飲酒は血糖のコントロールを乱すばかりでなく、食欲を増進させ、酩酊するとますます食事療法が守れなくなります。合併症も飲酒者に多いことを話し、患者さんにとって何がいちばん大切なのかを、考えていただきます。
●どうしても断れない時は、ウーロン茶を水割りのつもりで飲むといった工夫を。

高血圧がある人には

●低エネルギーの野菜・海藻類をたっぷり食べると、そのための調味料で、塩分摂取量が多くなる場合があるので注意します。

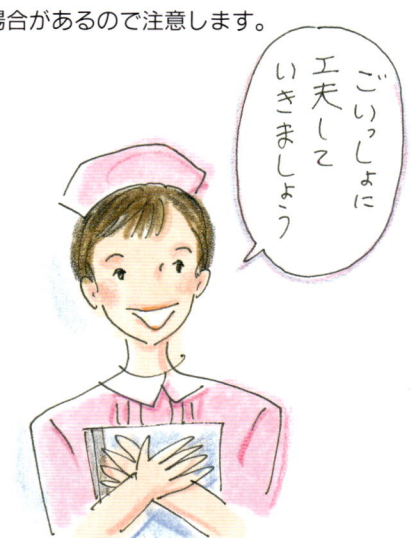

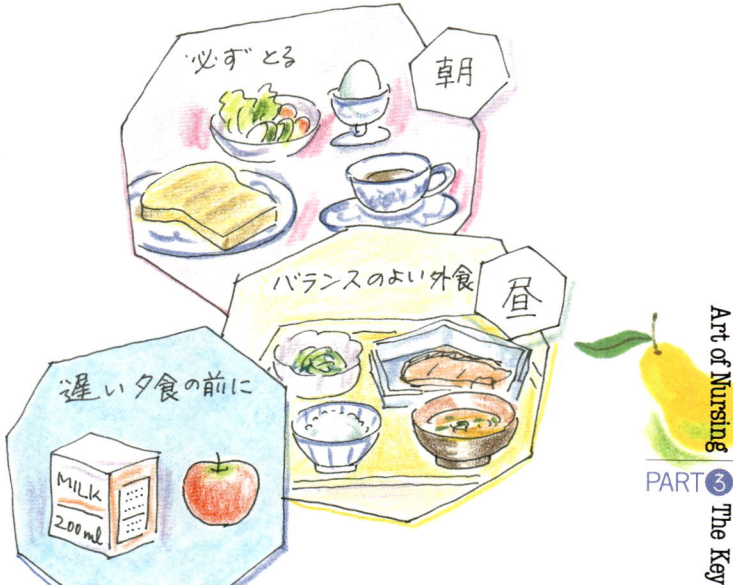

肝臓病がある人には

●肝臓病で、高エネルギー・高タンパク質が必要とされたのは過去のこと。基本的には糖尿病の食事療法でOK。必要以上のエネルギー・タンパク質をとると、血糖コントロールが悪化し、肝臓病にもよくありません。

中性脂肪・コレステロール値が高い場合

●糖尿病では、糖質だけでなく脂質の代謝も異常をきたしやすく、高インスリン血症・高脂血症・高血圧・肥満が互いに絡み合う"死の四重奏"と呼ばれる状態が起こりやすくなります。
●指示エネルギーを守ること、油脂類は制限し、高コレステロールの食品を控えることなどを伝えます。
中性脂肪値は脂質そのもののほか、アルコールや果物・菓子類のとりすぎで高くなることを伝えます。
●植物油などn－6系の多価不飽和脂肪酸は、コレステロールを下げるといわれましたが、とりすぎは血小板凝集能を亢進させるなどの弊害があり、すすめられません。

献立例 ●糖尿病の患者さんのために（肥満・脂肪肝も共通）1600kcal・タンパク質70g

Breakfast

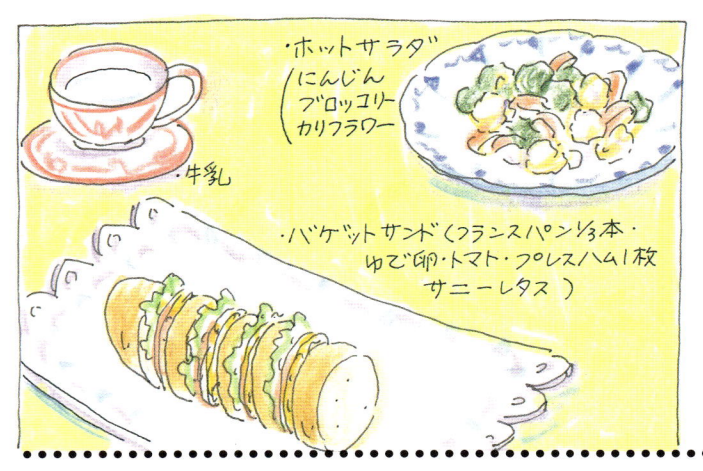

ご飯(小)1杯半……………150g
（または食パン1枚半）
鶏卵1個……………………50g
野菜1皿……………………120g
牛乳コップ1杯……………180ml

・ホットサラダ
　にんじん
　ブロッコリー
　カリフラワー
・牛乳
・バゲットサンド（フランスパン1/3本・ゆで卵・トマト・プレスハム1枚・サニーレタス）

Lunch

ご飯(小)1杯半……………150g
魚または肉1切れ……………30g
豆腐1/3丁……………………50g
芋類……………………………100g
野菜1皿………………………120g
果物……………………………100g

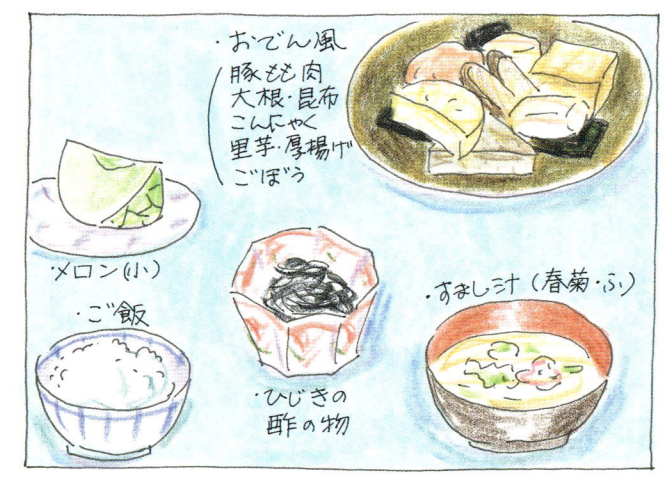

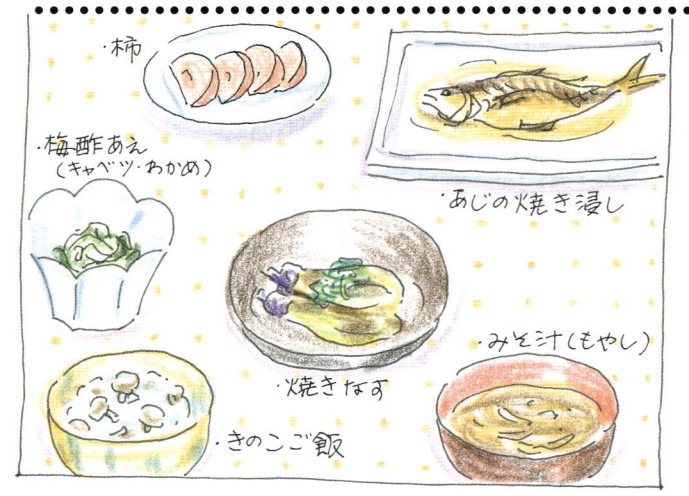

・おでん風
　豚もも肉
　大根・昆布
　こんにゃく
　里芋・厚揚げ
　ごぼう
・メロン(小)
・ご飯
・ひじきの酢の物
・すまし汁（春菊・ふ）

Supper

ご飯(小)1杯半……………200g
魚または肉1切れ……………60g
みそ汁1杯…………………150ml
野菜1皿……………………120g
果物…………………………100g

・柿
・梅酢あえ（キャベツ・わかめ）
・あじの焼き浸し
・焼きなす
・きのこご飯
・みそ汁（もやし）

※油は1日合計大さじ2杯程度、調味料は控えめに、野菜の1/3量は緑黄色野菜にします。

患者さんからナースへ WHY?

Q お酒は絶対飲んではいけないのですか？

A 特に男性の場合、アルコールは食事療法が失敗する大きな原因になっています（P.81参照）。長期にわたり飲酒をしている人に合併症が起こりやすいことからみても、禁酒は守りたいもの。
薬物療法をしている場合は、ひどい低血糖を招く危険があります。
すでに合併症が出ている人では、アルコールが脂質代謝の異常を進め、血圧が上がり、動脈硬化が進んで、ますます合併症を悪化させます。

Q 食物繊維は、なぜ糖尿病にいいのですか？

A 食物繊維は食物が胃にとどまる時間をのばし、小腸での脂質の吸収も妨げます。このためインスリンの分泌を節約して血糖値を上げにくくし、血中脂質も低下させます。
食物繊維には水溶性と不溶性があり、血糖上昇を抑えるのは水溶性繊維。これは海藻や果物に多く含まれます。
食物繊維に注目するあまり、摂取エネルギーオーバーとならないよう注意してください。

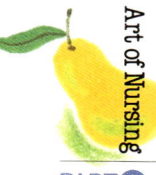

Q 玉ねぎが糖尿病にきくそうですが？

A 野菜を多くとるのはいいことですが、玉ねぎが特に糖尿病にきくとはいえません。いわゆる民間療法は、糖尿病の場合、星の数ほどあると思っていいでしょう。中には血糖コントロールがよくなる場合もあります。
ただ、たいていエネルギー制限が行われていたり、結果としてエネルギー制限になっているというケースがほとんどです。
明らかに血糖コントロールを悪化させるはちみつなどをすすめるものもあり、注意が必要です。

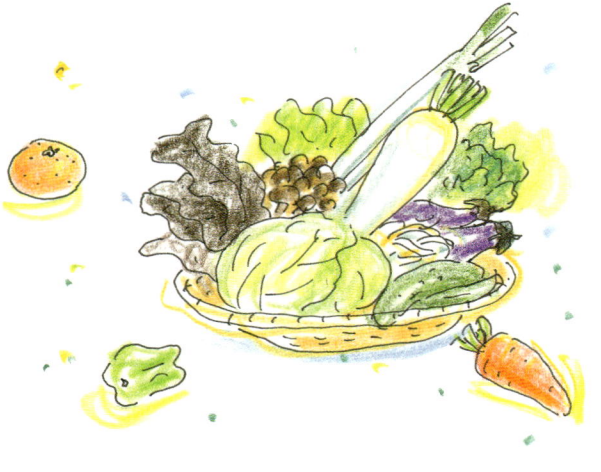

Q 甘いものがやめられません……。人工甘味料なら使っていいですか？

A アルコールと同じように、甘いものにも"依存症"があります。やめてしばらくはつらいのですが、やがて慣れます。
「以前おいしいと思っていたようかんが、甘くて食べられなくなった」
という話は、よく耳にします。一度、甘味を遠ざけてみてください。
人工甘味料は"コーヒーにだけ"など範囲を決め、"依存"しないようにします。

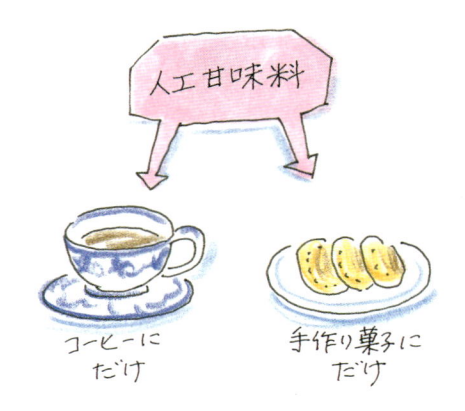

人工甘味料
コーヒーにだけ
手作り菓子にだけ

肥満

食事療法の基本

- 標準体重を維持する摂取エネルギー。
- 糖質・脂質・タンパク質をバランスよく。
- 食事時間は規則正しく。
- 食物繊維を多く摂取。
  → 脂質の腸からの吸収を妨げます。ノーエネルギーでかさが多く、食べすぎを防止。
- 飲酒・甘い菓子類・果物を制限。

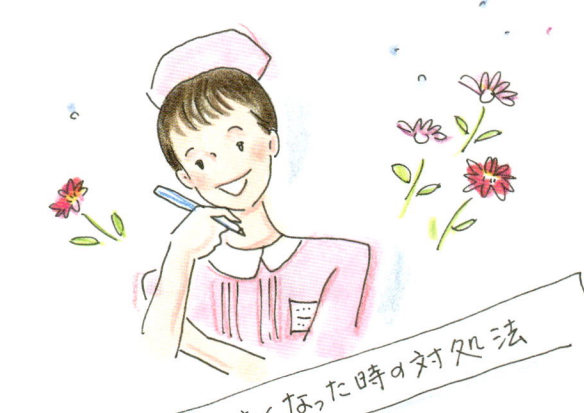

こうするとスムーズ!

1日3食、規則正しく

- エネルギー制限を守っても、1日2食・むら食い・どか食い・夜食などが多いと、体重減少は困難。1日3食、規則正しく食べる習慣を身につけていただきます。

言いわけは、減量の敵!

- 「つきあいがあるから」「いただきものだから」「育ち盛りの子供がいるから」「残ってしまったから」etc。だれにも食事療法が守れない理由がありますが、そのせいにしているかぎり減量はできません。

患者さん自身がそのことに気づくよう、いつも見守り、話し合っていきたい。

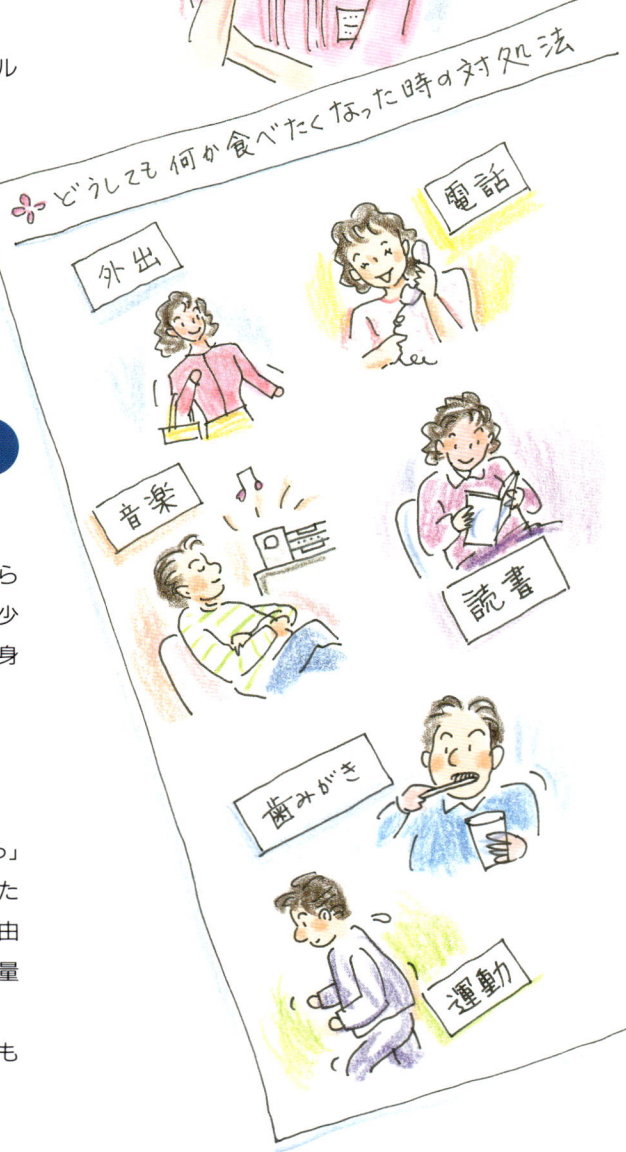

どうしても何か食べたくなった時の対処法

外出／電話／音楽／読書／歯みがき／運動

過食の自覚がない!?

●食事指導をすると、「そんなに食べていません！」という患者さんがいます。過食の自覚がないケースでは、何が多いのかを自覚しないと、指導効果はあがりません。

ご飯を減らしても副食が多かったり、骨粗しょう症予防に牛乳を1ℓ飲んでいたりと、意外な落とし穴は多いもの……。

"食べすぎ"と最初から決めつけず、ふだんの食事を詳しく聞いて、いっしょに考えます。

●食事日記をつけると、患者さん自身が生活を振り返るきっかけになります。

★食べすぎを防ぐ 食事のしかた

1. よくかんで ゆっくり食べる.
2. まとめ食いは やめ、3食を規則正しく.
3. つまみ食い、ながら食いは しない.
4. 夜遅くには 食べない.
5. おかわりをする前に しばらく考える.

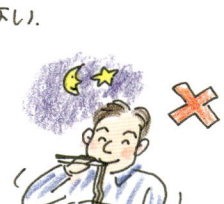

ダイエット日記

月/日 体重	4/8　56kg	4/9　56kg	4/10　55.5kg
朝	トースト・ジャム カテージチーズサラダ 紅茶 牛乳	ご飯 いり卵・きんぴらごぼう みそ汁 キャベツの塩もみ 牛乳	ぶどうパン バナナ 牛乳 ☺
昼	きしめん 牛乳 クッキー3個 ☹	トースト（ハム） きゅうりとトマト 紅茶 いちご	刺し身定食（外食） ☹
夕	ご飯 煮魚 みそ汁（豆腐） きんぴらごぼう・トマト せんべい2枚 ☹	ご飯 しょうが焼き・キャベツ ポテト煮 こんにゃく いい煮 オレンジ1/2個	ご飯 とりから揚げ4個 スープ チンゲン菜のクリーム煮 なすいため
運動	かぜぎみで出かける気がしなかった ☹	2駅歩いて(30分)買い物に行った	夕方20分しか歩けなかった
反省	少し間食してしまった 牛乳 l のみすぎ. せっかくがまんしてたのに… 明日からがんばろう！ ☹	今日の食事はよかったと思う ☺	やった！ 0.5kg減った！ 昼の刺し身定食は全部食べてしまった… とりから揚げは4個にした ☺

スマイル ☺

食べすぎ・運動不足 ☹

WHY? ●患者さんからナースへ

Q 水を飲んでも太る体質なんですが……。

A 水にはエネルギーはなく、"水太り"は存在しません。ジュースやスポーツドリンク、砂糖入りのコーヒーには、エネルギーがあり、飲みすぎると太ります。
また、"やせ薬"と称して売られている利尿薬は、水分が出るだけで脂肪は減らず、体重が減ってもやせたわけではありません。
サウナで汗をかいて体重が減るのも、同じく減量とはいえません。

Q ケーキを食べても、その分運動すればいいですね？

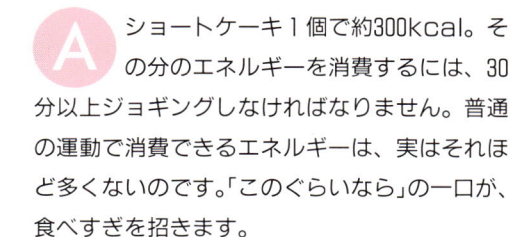

A ショートケーキ1個で約300kcal。その分のエネルギーを消費するには、30分以上ジョギングしなければなりません。普通の運動で消費できるエネルギーは、実はそれほど多くないのです。「このぐらいなら」の一口が、食べすぎを招きます。
ただし、適度な運動を継続することは、太りにくい体質になる効果があります。

★ 間食のエネルギーに相当する運動量

間食		運動量
缶コーヒー	1本 250ml	なわとび連続 10〜15分
アーモンドボールチョコレート	6粒 30g	階段上り下り 25〜30分
大福もち	1個 65g	
シュークリーム	1個(小) 60g	
ショートケーキ	(1/8切れ) 100g	自転車(平坦な道)普通の速さで 1時間(10km)
どら焼き	1個 100g	
ポテトチップス(大)	1/2袋 75g	ジョギング 120m/分で 1時間(7km)

※献立例はP.82参照

小児の肥満

食事療法の基本

- 正しい食べ方を習慣づけます。
- エネルギーの摂取制限。
- 必要な栄養素はバランスよく。
- 食物繊維を多く摂取。

→腸内で脂質の吸収を抑制。ノーエネルギーでかさが多く、食べすぎを防ぎます。

こうするとスムーズ！

家族全員がいっしょに約束を守ります

- 子供だけに食事療法を強制しても、実行は無理。家族全員で次のことを約束します。

① 薄味の食事に慣れます。
② 3食規則正しく食べます。
③ よくかんで、ゆっくり楽しく食べます。
④ 夜食はやめます。
⑤ 見える所に食べ物を置かないようにします。

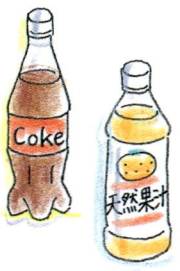

菓子	エネルギー	砂糖の量（小さじ）
ショートケーキ	250 kcal	7
アイスクリーム	200 kcal	6
プリン	160 kcal	5
チーズケーキ	★270 kcal	3
ビスケット2枚	80 kcal	3

★脂肪分が多くて高エネルギー

コーラ 500ml 200 kcal
天然果汁
スポーツドリンク 500ml 120 kcal

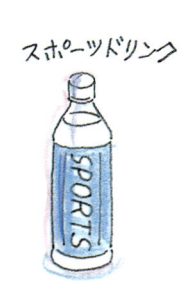

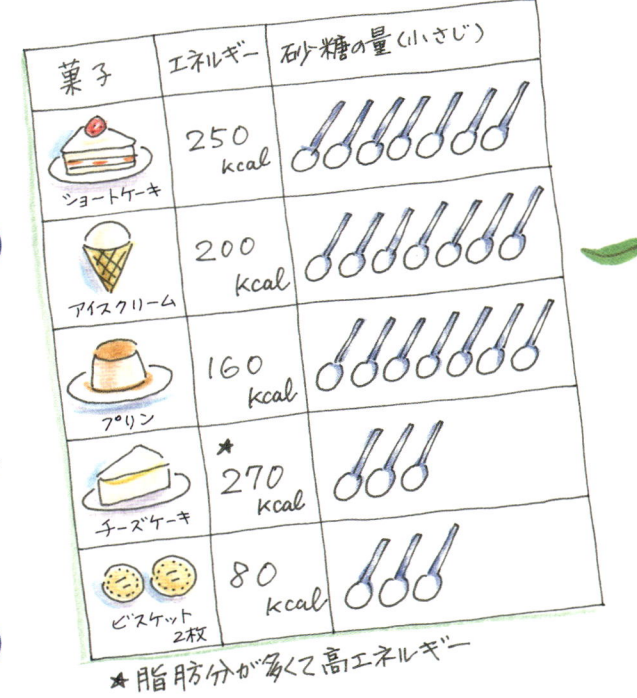

おやつのとり方は？

- 牛乳・ヨーグルト・果物・芋類をおやつに。低エネルギーの甘味料を使った、手作り菓子もOK。
- 砂糖を多く含む菓子・ジュース、食べた感じは軽いのに高エネルギーなスナック菓子も控えます。

タンパク質不足に注意！

- エネルギー制限を守るあまり、タンパク質が不足しないよう気をつけて。脂肪の少ない肉や魚を、脂身はカットして使います。動物性・植物性のタンパク質をまんべんなくとりたいもの。

油を控えるのが、減量のコツ

- 油はそれだけで高エネルギー。油を使わない料理法を家族にアドバイスします（P.27参照）。

献立例

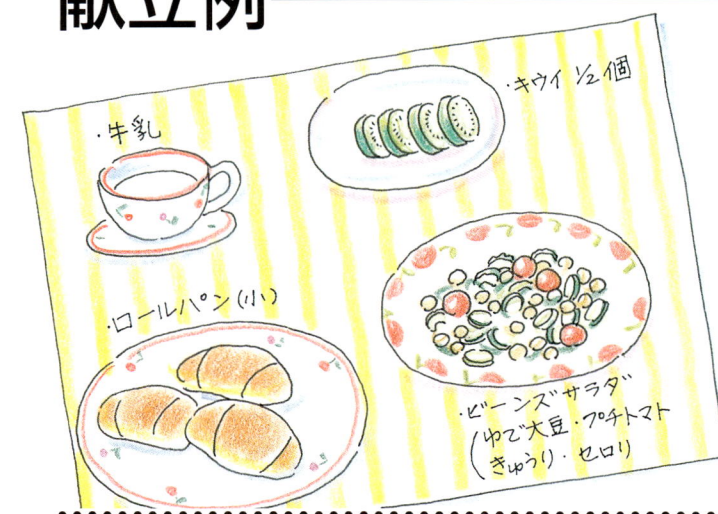

●小児肥満の患者さんのために　　小学校高学年程度：1800kcal・タンパク質80g

Breakfast

ご飯(小)1杯半……………150g
(または食パン1枚半)
鶏卵1個……………………50g
(またはゆで大豆40g)
野菜1皿……………………120g
牛乳コップ1杯……………200ml
果物…………………………50g

- 牛乳
- キウイ 1/2個
- ロールパン(小)
- ビーンズサラダ（ゆで大豆・プチトマト・きゅうり・セロリ）

Lunch

ご飯(小)1杯半……………150g
魚または肉1切れ…………60g
豆腐1/3丁…………………100g
野菜1皿……………………120g
果物…………………………50g

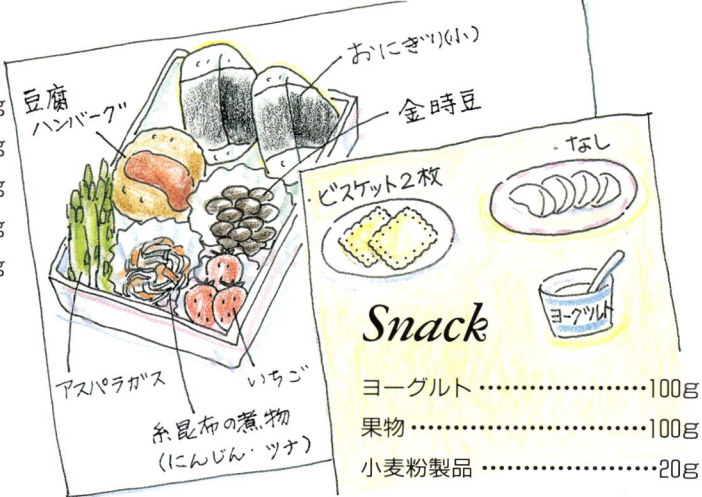

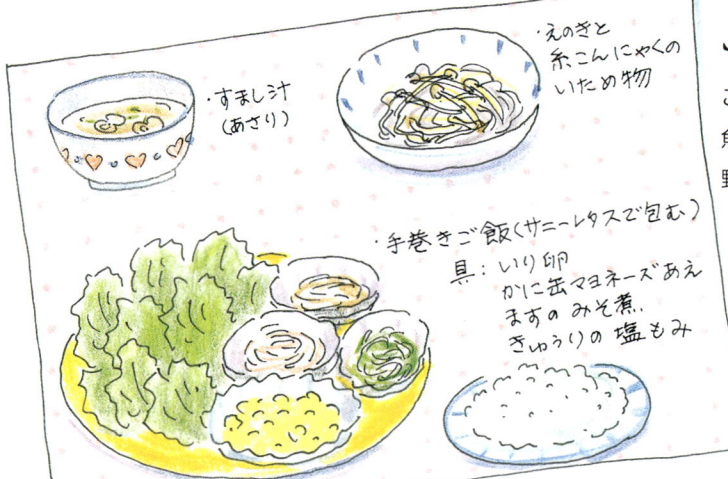

- 豆腐ハンバーグ
- おにぎり(小)
- 金時豆
- アスパラガス
- いちご
- 糸昆布の煮物（にんじん・ツナ）

Snack

ヨーグルト…………………100g
果物…………………………100g
小麦粉製品…………………20g

- ビスケット2枚
- なし
- ヨーグルト

Supper

ご飯(大)1杯………………200g
魚または肉1切れ…………60g
野菜1皿……………………120g

- すまし汁(あさり)
- えのきと糸こんにゃくのいため物
- 手巻きご飯（サニーレタスで包む）
  具：いり卵
  　　かに缶マヨネーズあえ
  　　ますのみそ煮
  　　きゅうりの塩もみ

※油は1日合計大さじ2杯程度、調味料は控えめに、野菜の1/3量は緑黄色野菜にします。

患者さんからナースへ● WHY?

Q 肥満していない兄弟がお菓子をほしがる時は、どうしたらいいでしょう？

A 肥満は遺伝的体質もあり、現在太っていないほかの兄弟も、将来肥満する可能性があります。正しい食習慣をつけておくことは、家族全員に必要。兄弟には同じものを食べさせます。陰でこっそり与えると、患児に孤独感を与えます。

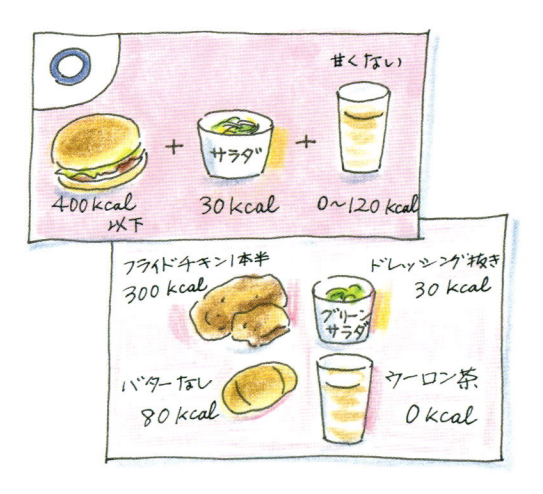

Q ひとりで食事をすることが多いので、好きなものに偏りがち。スナック菓子などを隠れて食べてしまいます。

A 小学生が自分で減量を実施するのは困難。家庭や学校で大人が、食事や運動に注意してやらなければなりません。また、絵本やパンフレットで、菓子類の砂糖量などを教えるのも効果的です。
隠れ食いをみつけたら、どうして食べたくなってしまったのか、いっしょに考えます。空腹感ががまんできなかった場合は、食事に工夫が必要。何となく口さびしいといった場合は、ほかの行動（外遊び）などができるようにします。
母親ひとりが奮闘するのでなく、両親を中心に家族で見守りたいものです。

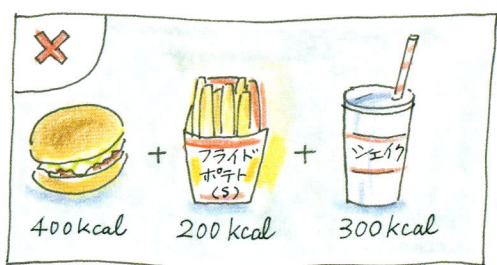

Q 学習塾に通っているため、食事が不規則です。どうしたらいいでしょう？

A 通常の夕食の時間帯に授業が行われる場合は、塾の前に食事をすませます。帰宅後は、消化のよい軽食（少量の主食と野菜）を。寝る前にたくさん食べないようにします。いつもファーストフードですませる、といったことのないようにしたいものです。

Q 学校給食は、どれくらい食べればいいですか？

A 学校給食の栄養基準は、エネルギー・タンパク質ともに1日の所要量の1/3を摂取するよう、年齢ごとに決められています。主食の占めるエネルギーの割合は、小学校低学年で42〜44％。高学年から中学生で48〜50％。主食を1/2減らすと、それぞれ120〜140kcal、180〜190kcal程度減らすことができます。軽度肥満ではおかわりをしないようにします。高度肥満は主食で調節し、給食で揚げ物が出る日は、家庭で油の使用を控えるなどの工夫を。

Q 牛乳を水代わりに飲んでいます。牛乳は体にいいから大丈夫ですね？

A コップ1杯の牛乳は約130kcalあり、飲みすぎは肥満につながります。1日1〜1.5杯は必要ですが、2杯は飲みすぎです。

Art of Nursing
PART 3 The Key Points for Each Disease

page 89

小児の急性腎炎

食事療法の基本

- ナトリウム制限。
- 病初期では、タンパク質・水分制限。
- 十分な摂取エネルギー。
- ネフローゼ症候群でも、高タンパク食は必要ありません。

こうするとスムーズ！

重症の場合は

- タンパク質をまったくゼロにすると、かえって異化が亢進。タンパク価の高い良質のタンパク質を0.6g/kg/日（学童の場合、体重は身長相当の標準体重）まで与えます（アイスクリームや生クリームなどの脂質・糖質を主体とする流動食）。
- 急性腎不全状態がある場合は、エネルギーは40kcal/kg/日。水分は20mℓ/kg＋前日の尿量。添加食塩量はゼロ。
- 食欲不振が強く、なかなか食べられないことが多いもの。食事時間や温度、盛りつけに気を配ります。

制限は病気の軽快につれて減ります

①危険な状態を脱すれば、タンパク質は学童で1.0g/kg/日、食塩は0.05g/kg/日程度添加。
②タンパク尿や血尿のみになったら、タンパク質は学童で1.5g/kg/日。塩分は0.1g/kg/日まで緩和して、食欲の増進を図ります。水分は原則として、制限しません。
③タンパク尿が軽度になってきたら、塩分のみ4～5gに制限。ほかは特に制限しません。
④タンパク尿が消失し、軽度の血尿のみ持続する場合は、一般に食事療法は必要ありません。

WHY? ●患者さんからナースへ

Q 香辛料は使っていいですか？

A 香辛料の制限はありません。子供の好きなカレー味などは、病期に応じて利用したいもの。ソースやトマトケチャップなども、指示塩分の範囲内で使えます。チョコレートやコーヒーなどの味付けも、試したいですね。

Q 食欲が出ない時は、どうしたらいいでしょう？

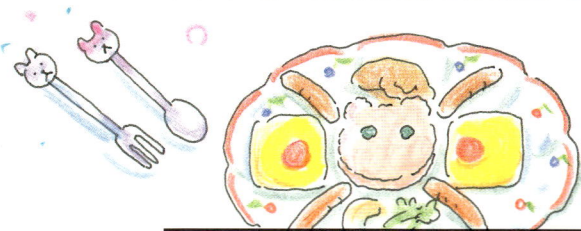

A 指示栄養量を満たした食事でも、食べられなければ意味がありませんね。子供が喜ぶ楽しい盛りつけをしてみては？"ワンポイントにアイディアのある盛りつけ""食べられる量だけをかわいらしくよそう""子供の好きな味付けを必ずひとつ入れる"などのほか、食器を目新しいものに変えるなどの工夫が効果的です。
塩分の少ないふりかけを使うのも一案。不必要な制限をしていないか、見直すことも大切です。

献立例

●小児急性腎炎の患者さんのために　　回復期・4歳程度：1300kcal・タンパク質50g

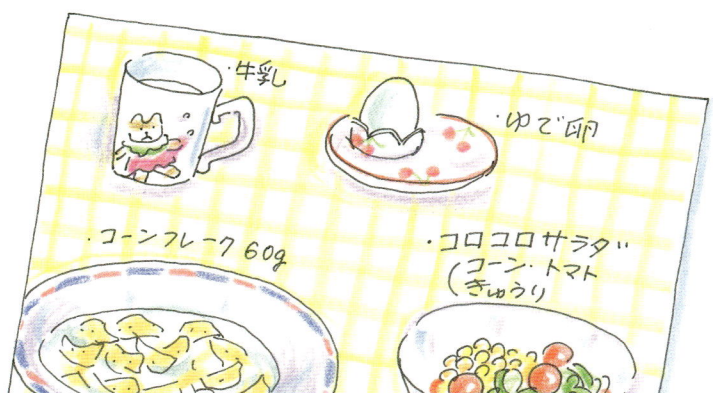

Breakfast

ご飯(小)1杯 …………………100g
（またはコーンフレーク60g）
鶏卵1個 ………………………50g
野菜1皿 ………………………100g
牛乳コップ1杯 ………………200ml

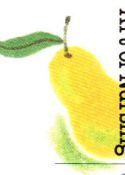

Lunch

ご飯(小)1杯 …………………100g
魚または肉1切れ ……………60g
野菜1皿 ………………………100g
果物 ……………………………100g

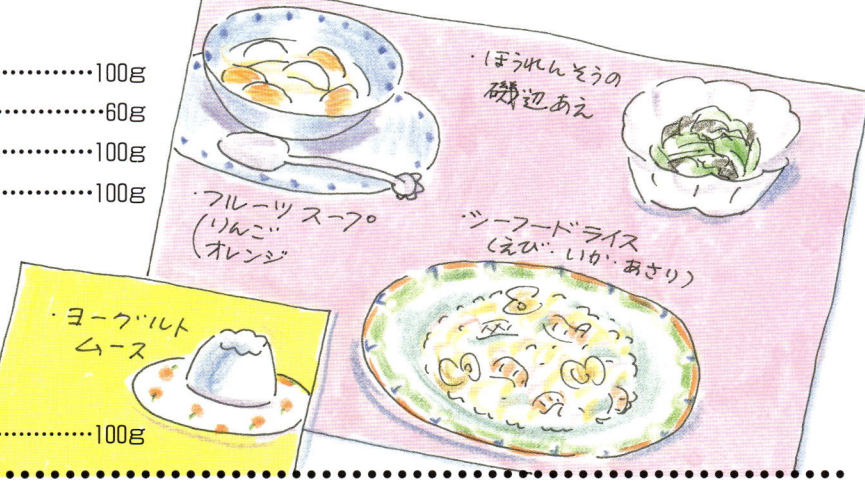

Snack

ヨーグルト ……………………100g

Supper

ご飯(小)1杯 …………………100g
魚または肉1切れ ……………60g
みそ汁1/2杯 …………………80ml
野菜1皿 ………………………100g
果物 ……………………………100g

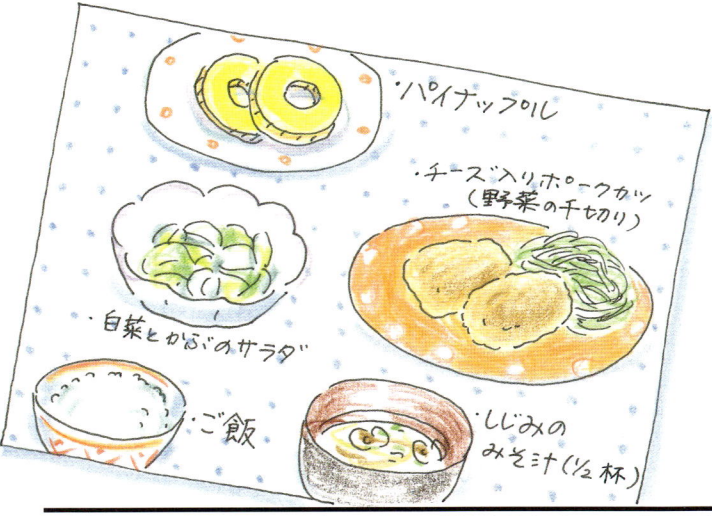

※油は1日合計大さじ2杯程度、調味料は控えめに、野菜の1/3量は緑黄色野菜にします。

インスリン依存型糖尿病
〈小児〉

食事療法の基本

- 適正なエネルギー制限。
  - → 1日の摂取熱量（kcal）＝100×年齢＋1000（WHITEの式）
  - → 1日の摂取熱量（kcal）＝100×（年齢－1）＋1000（TRAISMANの式）
  - → 日本人の栄養所要量
- 炭水化物・脂質・タンパク質をバランスよく。
  - → 炭水化物：タンパク質：脂質＝50〜55：15〜20：25〜30（％）
- 配分食が必要。
- 補食が必要（運動時・低血糖予防時）。

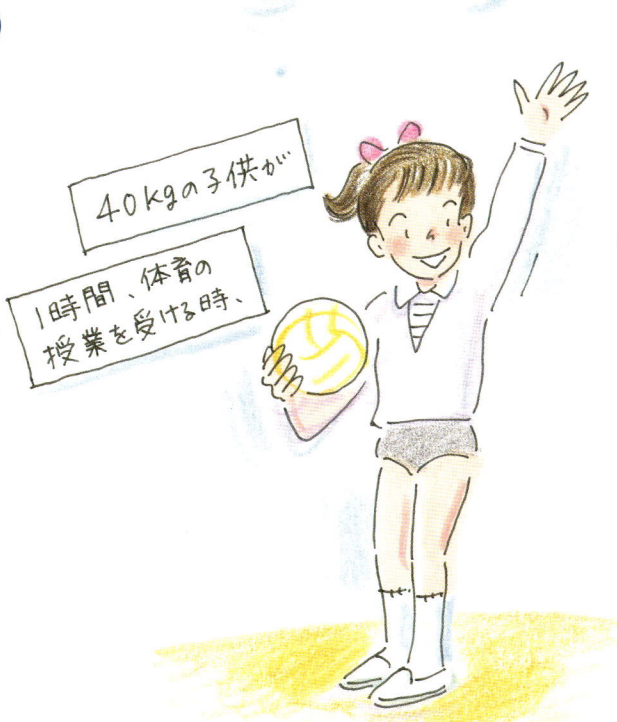

40kgの子供が1時間、体育の授業を受ける時、

低血糖の時はすばやく補食！

チョコレート／ゆっくり血糖を上げる

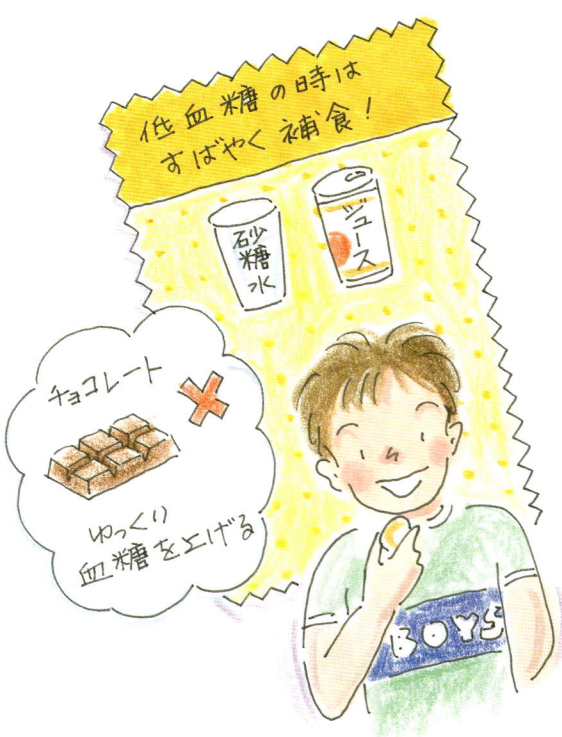

こうするとスムーズ！

補食を上手にとるコツは

- インスリンの種類や打ち方により、いつ血糖が下がりやすいかを知り、タイミングよく補食を。学校では、担任の先生の理解を得ることが大切です。
- どんな運動の時、何単位の補食をとればいいか調べておきます。
- 低血糖の時は、すばやく補食を。食事時間を待ってがまんしてしまうと、反跳現象でよけいにコントロールが悪くなります。
- また、チョコレートはゆっくり血糖を上げる食品なので、誤解のないよう注意します。

30分間の運動で消費される体重別エネルギー量

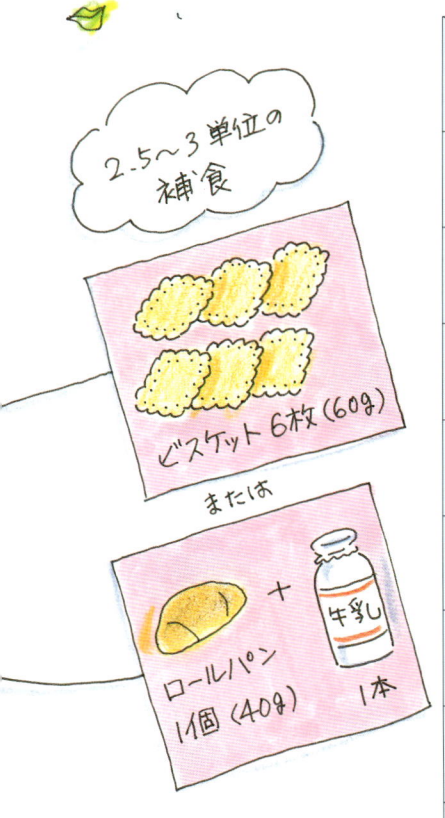

kcal／30分（単位）

運動種目 \ 体重	30kg	40kg	50kg
なわとび（120回／分）	173 (2.2)	230 (2.9)	287 (3.6)
歩行（100m／分）	97.5 (1.2)	130 (1.6)	162.5 (2.0)
ジョギング（強め）	140 (1.8)	187 (2.3)	234 (2.9)
体操（強め）	81 (1.0)	108 (1.4)	135 (1.7)
ダンス（平均）	52 (0.7)	70 (0.9)	87 (1.1)
自転車（平均）	72 (0.9)	96 (1.2)	120 (1.5)
素振り（バット）	237 (3.0)	317 (4.0)	395 (4.9)
水泳（クロール）	336 (4.2)	448 (5.6)	560 (7.0)
バドミントン（練習）	135 (1.7)	180 (2.3)	225 (2.8)
テニス（練習）	129 (1.6)	172 (2.2)	216 (2.7)
スキー	120 (1.5)	160 (2.0)	200 (2.5)
剣道（けいこ）	504 (6.3)	772 (9.7)	840 (10.5)
バスケット（練習）	233 (2.9)	310 (3.9)	388 (4.9)
サッカー（練習）	129 (1.6)	172 (2.2)	216 (2.7)

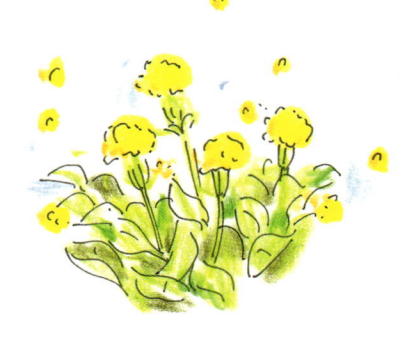

日本体育協会スポーツ科学委員会の資料より（1単位＝80kcal）

2.5～3単位の補食

ビスケット6枚（60g）

または

ロールパン1個（40g） ＋ 牛乳 1本

献立例

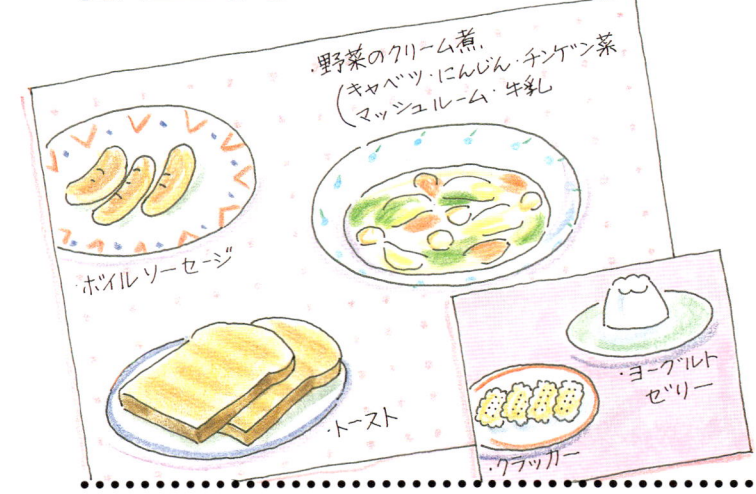

●小児インスリン依存型糖尿病の患者さんのために

小学校高学年：2000kcal・タンパク質90g

Breakfast

ご飯(大)1杯 …………… 200g
(または食パン2枚)
鶏卵1個 ………………… 50g
(またはウインナソーセージ30g)
野菜1皿 ………………… 120g

・野菜のクリーム煮．
(キャベツ・にんじん・チンゲン菜
マッシュルーム・牛乳)
・ボイルソーセージ
・トースト
・ヨーグルトゼリー
・クラッカー

Snack

小麦粉製品 ……………… 20g
ヨーグルト ……………… 100g

Lunch

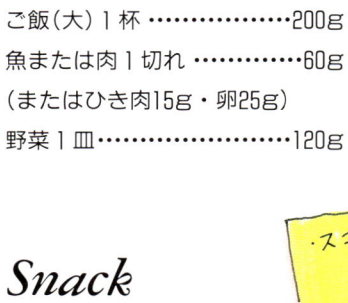

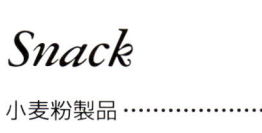

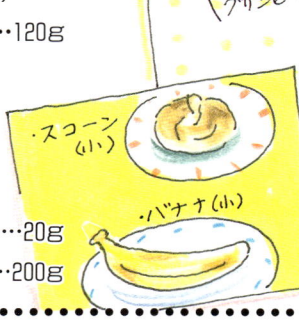

ご飯(大)1杯 …………… 200g
魚または肉1切れ ……… 60g
(またはひき肉15g・卵25g)
野菜1皿 ………………… 120g

・三色弁当
ひき肉そぼろ
いり卵
グリンピース
・にんじんきんぴら
・ゆで野菜
じゃがいも
ブロッコリー
カレー味
カリフラワー
・スコーン(小)
・バナナ(小)

Snack

小麦粉製品 ……………… 20g
果物 ……………………… 200g

Supper

ご飯(大)1杯 …………… 200g
魚または肉1切れ ……… 60g
豆腐1/3丁 ……………… 100g
野菜1皿 ………………… 120g
芋類 ……………………… 100g

・グリーンサラダ
・ぶどう豆
・いさきのトマト煮込み(粉吹き芋)
・ご飯
・豆腐と青菜のスープ
・ホットミルク

Snack

牛乳コップ1杯 ………… 200ml

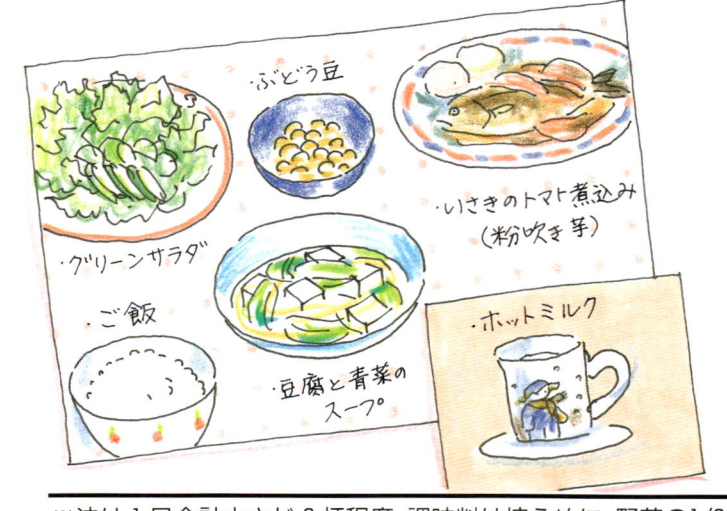

※油は1日合計大さじ2杯程度、調味料は控えめに、野菜の1/3量は緑黄色野菜にします。

患者さんからナースへ **WHY?**

Q 菓子類の間食はいけないのですか？

A 砂糖を多く含んだ菓子類は、血糖を急激に上昇させるので、なるべく食べないようにします。

でも、おやつは子供にとって楽しみのひとつ。果物・ビスケット・牛乳・ヨーグルト・豆類・卵・小麦粉などを使って、工夫したおやつを作ってみては？　1日の指示エネルギーの中で食べるようにします。

また、誕生日やクリスマスなど特別な時だけ、少量のケーキを食べるのもいいですね。

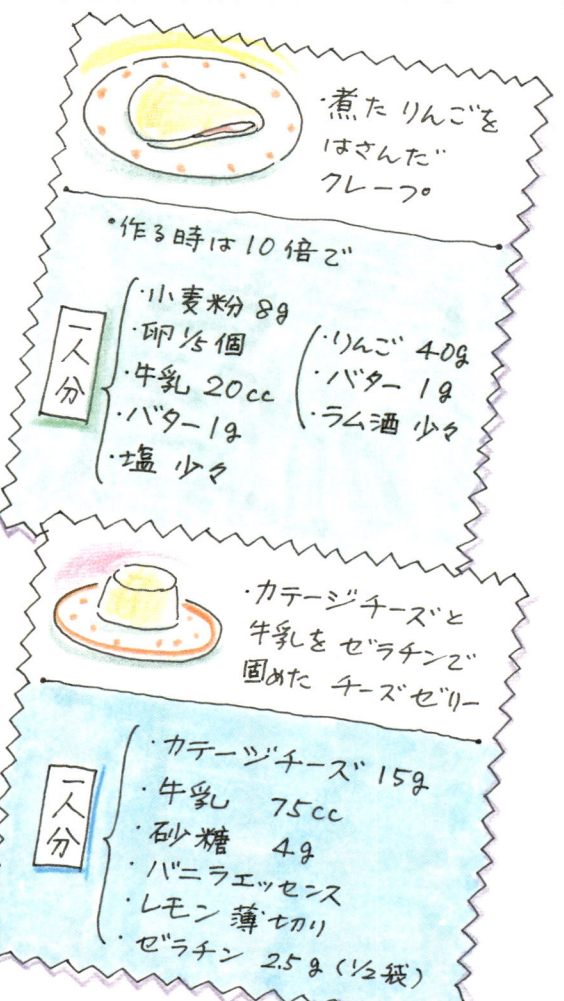

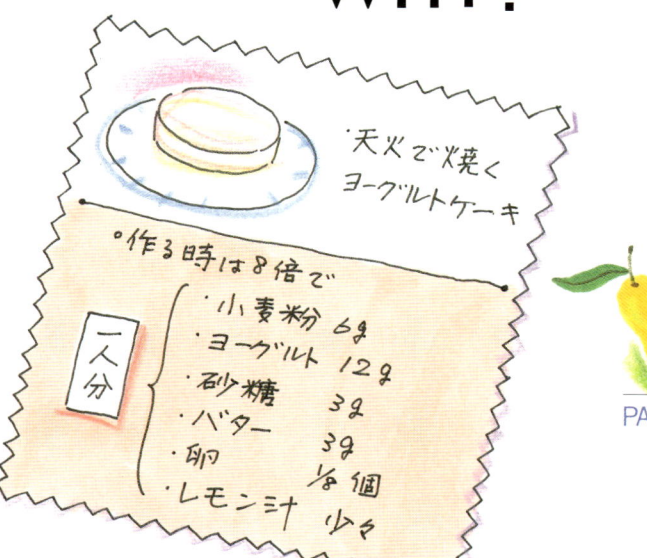

・天火で焼くヨーグルトケーキ
・作る時は8倍で
一人分
・小麦粉　6g
・ヨーグルト　12g
・砂糖　3g
・バター　3g
・卵　1/2個
・レモン汁　少々

・煮たりんごをはさんだクレープ
・作る時は10倍で
一人分
・小麦粉　8g
・卵　1/2個
・牛乳　20cc
・バター　1g
・塩　少々
・りんご　40g
・バター　1g
・ラム酒　少々

・カテージチーズと牛乳をゼラチンで固めたチーズゼリー
一人分
・カテージチーズ　15g
・牛乳　75cc
・砂糖　4g
・バニラエッセンス
・レモン薄切り
・ゼラチン　2.5g（1/2袋）

Q 患者会のようなものはありますか？

A 子供たちが糖尿病の知識を増やし、自己管理を確実なものにしていくには、全国で行われている糖尿病サマーキャンプに参加されることを、ぜひ、おすすめします。

ヤングの会やつぼみの会などの患者会もあります。積極的に参加して仲間を作り、いろいろな活動をすることが、病気の克服にも、成長にもとても大切だと思います。

Q 夜明けの低血糖を防ぐには、どうしたらいいでしょう？

A 夜寝る前に低血糖ぎみな時は、牛乳など、すぐに血糖を上げてくれる食品をとっておくと安心です。

夜中の3～4時ごろ、寝る前の中間型や遅延型のインスリンが効いて低血糖になる心配がある時は、チーズのようにゆっくりと血糖を上げてくれる食品をとっておきます。

PART 3　Art of Nursing　The Key Points for Each Disease

経管栄養・中心静脈栄養を
スムーズに

Tube Feeding, Intravenous Hyperalimentation

経管栄養や中心静脈栄養による栄養の摂取も、患者さんにとってはやむをえず頼らなければならない"食事"。安全に、そして患者さんができるだけ満足感を持てるよう、ケアを行います。「口で味わいたい」という希望をかなえられるよう工夫したり、注入時に話し相手になったり。合併症に注意して、細心の管理を行うことも大切です。

何より、患者さん自身が納得して経管栄養や中心静脈栄養が受けられるよう、事前の説明と、実施時のケア・管理に心を配ります。

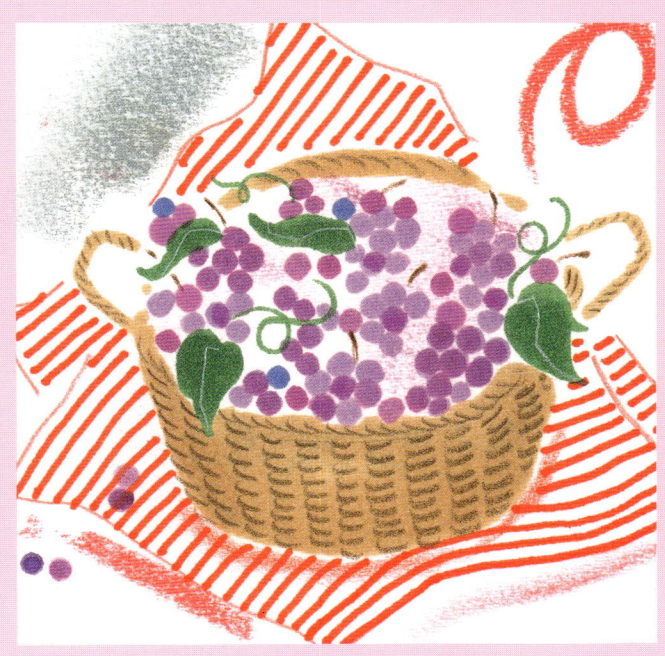

PART 4
Art of Nursing

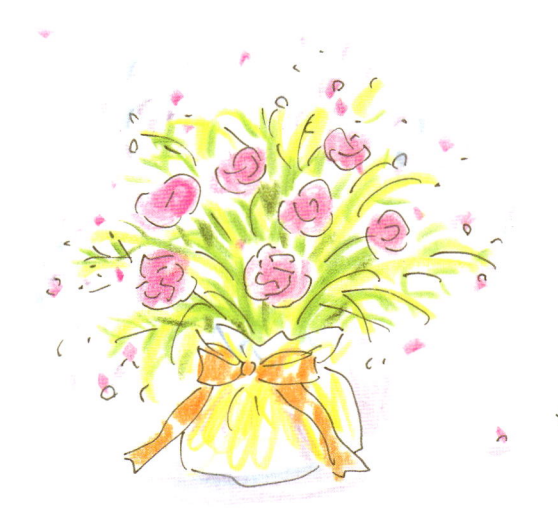

経管栄養をスムーズに

経管栄養を必要とする患者さんは、経口摂取できない病態をかかえ、やむをえず管に頼らなければなりません。経鼻的に胃腸にチューブを挿入したり、胃瘻や腸瘻からチューブを挿入し、1日に3～8回に分けて食物（液）を注入することになります。

経管栄養で栄養は摂取できていても、患者さんの舌で味わいたい気持ちは大切にしたいもの。食物をかんで味わい、飲み込まずに出すなどの工夫をします。

また、唾液が出るので、口腔は好みの液でたびたびうがいをすることも大切。感染や悪臭を予防するためにも、口腔やチューブ挿入部は、毎日数回うがいや清拭をして、清潔にします。

注入後の合併症は、早くから対策を立てて予防したいものです。

流動食注入時のポイント

① 注入食をイリゲーターに入れ、管の先から空気を抜いてクレンメでとめます。注入食の温度は38度前後に。

② 必ず、栄養チューブの先が胃または腸にあることを確認して、イリゲーターチューブをつなぎます。クレンメをはずし、注入速度を調節（通常は100ml/30～60分）。

③ 注入食の後は、微温湯や番茶を50～100ml入れて、チューブ内を洗います。次に、空気を20～30ml注入し、チューブ内の水分を排出。クレンメでとめます。

④ イリゲーターチューブから栄養チューブをはずします。栄養チューブの先を消毒ガーゼで覆い、不潔にならないよう、患者さんが不自由でないよう固定します。

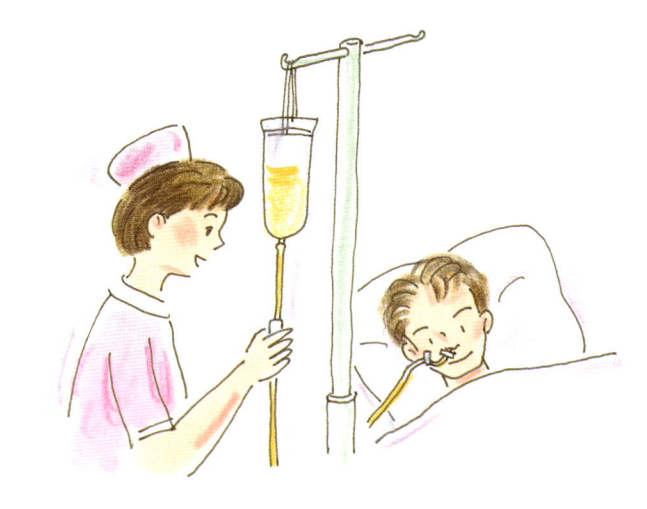

経管栄養の副作用と対策

経管栄養法を成功させるポイントは下痢のほか、チューブによる刺激やダンピング症状への対策。これを乗り切れば、多くの場合スムーズに実施できます。

	副作用	対策
下痢	繊維不足を伴う下痢	カロチン（ビタミンA）やその他のビタミン類が不足しやすいので、にんじん粉末などを10～20g、100～500mlの水に溶いて、栄養液といっしょに注入。これは離乳食などとしても購入できる。
	消化・吸収がよくて起こる下痢	低濃度から開始。だんだんエネルギーを上げていく。
	油脂による下痢	食事成分の中で、もっとも下痢を起こしやすいのが油脂。ただし、油脂を乳化（エマルション）して与えると、下痢を起こしにくい。静脈注入用の脂肪乳剤を与えるとよい。中性脂肪や中鎖脂肪を加工して流動食にしても、下痢の発症が少ない。
	浸透圧（濃度）による下痢	ブドウ糖などを注入すると非常に浸透圧が高くなり、下痢を起こすことがあるので注意する。天然食品や化学的合成食品でも、ジュースやはちみつを用いると浸透圧が高まり、下痢を誘発することがあるので気をつける。
	温度（低温）による下痢	注入物を体温程度に温める。ED（成分栄養剤）など、非常に細い管で注入する場合は、体内を通過中温められるが、一応体温程度で行ったほうがよい。
	注入量・注入速度による下痢	注入速度は一般に100ml／30～60分が適当。ED（成分栄養剤）の場合は100ml／時を超えない速度が最適。注入速度が一時的にでも速すぎると、濃度や温度に関係なく下痢を起こすので注意。
	消化・吸収力が劣る場合の下痢	多くの場合、消化力は①糖質　②タンパク質　③脂質の順にすぐれている。糖質・タンパク質などの消化・吸収力が低下する場合は少なく、油脂が下痢の原因となることが多いので注意。
チューブによる刺激	経鼻チューブの刺激	塩化ビニルやポリエチレン製の管を長期間挿入すると、消化液などの影響で硬くなり、刺激が強くなることがあるので注意。長期に実施する場合は、シリコンやエバテートなど、感熱性で刺激の少ない管を使用する。高齢者などでは、比較的太い管を挿入していると喀痰がうまくできず、肺合併症・肺虚脱・肺炎などの恐れがある。この場合は、管は取り除き、静脈栄養に切り替える。
	胃瘻・腸瘻チューブによる刺激・漏れ	胃瘻・腸瘻への管は、手術直後は硬めのものを入れて漏れを防ぐ。これは、長期に使用すると腸管穿孔などの危険があるので、胃瘻・腸瘻が皮膚と癒着したことを確認後、柔らかいゴム管などに替える。胃瘻・腸瘻からの注入後は、しばらく坐位をとらせて栄養物を先に送り、漏れを防ぐ。
ダンピング症状		高濃度・高浸透圧の栄養物を直接十二指腸・空腸に注入すると、冷汗・頻脈・低血圧などを誘発するダンピング症状が現われることがある。注入速度を遅らせるか、濃度を下げ、急に大量のものが腸に入らないように気をつける。

中心静脈栄養を スムーズに

中心静脈栄養は、経腸栄養が不可能であったり、うまくいかなかったり、補助療法として栄養補給が必要な患者さんに行います。

大量の血液が流れる太い静脈を利用して、栄養素を注入する方法。高濃度のブドウ糖・アミノ酸・脂肪乳剤・電解質・ビタミンを補給できる利点があります。

輸液剤の配合は、無菌的に行うのが原則。また、適正量を投与することが、特に大切です。ナースが管理する場合はもちろん、患者さんが自己管理する際も、ぜひ知らせておきたいことです。

カテーテルを留置することで、患者さんの行動が必要以上に制限されることのないよう、気を配ります。

口から食べたいという希望は、食べ物を味わって飲み込まずに出すなどして、できるだけかなえたいもの。また、口から食べられないからといって、口腔ケアを怠らないように注意します。中心静脈栄養を行っている患者さんには、合併症に注意して、細心の管理・安全、そして満足感を提供できるようケアを行いたいものです。

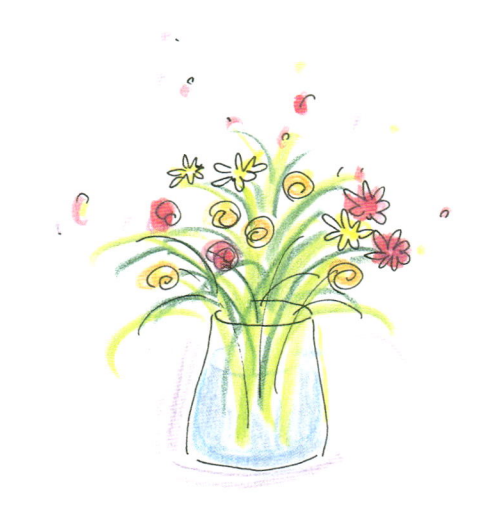

高カロリー輸液の基本組成

エネルギー源	ブドウ糖を主とする糖 脂肪（長期の場合は必ず投与）
タンパク源	アミノ酸
電解質	主要電解質 （市販基本液に配合） 微量元素 （長期の場合はZn以外も必要）
ビタミン	高カロリー輸液用総合ビタミン剤 など

高カロリー輸液の1日投与量

	成人	小児（／kg体重）
水分量	1500〜3000ml	100〜140ml
糖	300〜500g	25〜50g
アミノ酸	50〜90g	3〜4g
（脂肪）	20〜50g	（2〜3g）
総熱量	1500〜2800kcal	90〜120kcal
Na	60〜100mEq	2.5〜5.0mEq
K	50〜90 mEq	2.0〜4.0mEq
Cl	60〜100mEq	2.0〜5.0mEq
P	300〜500mg	20〜40mg
Ca	10〜20 mEq	3.0〜4.0mEq
Mg	15〜30 mEq	1.0〜2.0μM
Zn	20〜60 μM	0.5〜1.0μM

※巻末文献(11)を参考にした基準値

輸液調整時の無菌的操作

無菌室の場合	無菌室で行うのがベスト。ただし着替えや薬剤の出し入れなどが煩雑で、短時間に多量の輸液剤の調整はむずかしい。
クリーンベンチを用いる場合	クリーンベンチのみを用いるだけで、ほぼ目的は果たせる。 フィルターの取り替えを年に1回行う。
病棟で行う場合	①なるべくほこりの立たない場所を決めて行う。流しの近くは細菌が多いので避ける。 ②作業台をアルコールでふき、帽子・マスクを着用。消毒せっけんで手洗い後、輸液剤を調整。 ③輸液剤のゴム栓部やチューブ接続部は、ポビドンヨードでふいて乾燥。さらにアルコール綿でふく。 ④ガラスアンプルに切り目を入れ、この部分をアルコールでふいてから首を折る。
輸液剤の保管	①調整後は、専用の冷蔵庫に保管。冷蔵庫は他の薬剤と併用しない。 ②ゴム栓部にはアルコール綿を当て、テープで固定。 ③冷蔵庫自体も定期的に清掃して、消毒する。

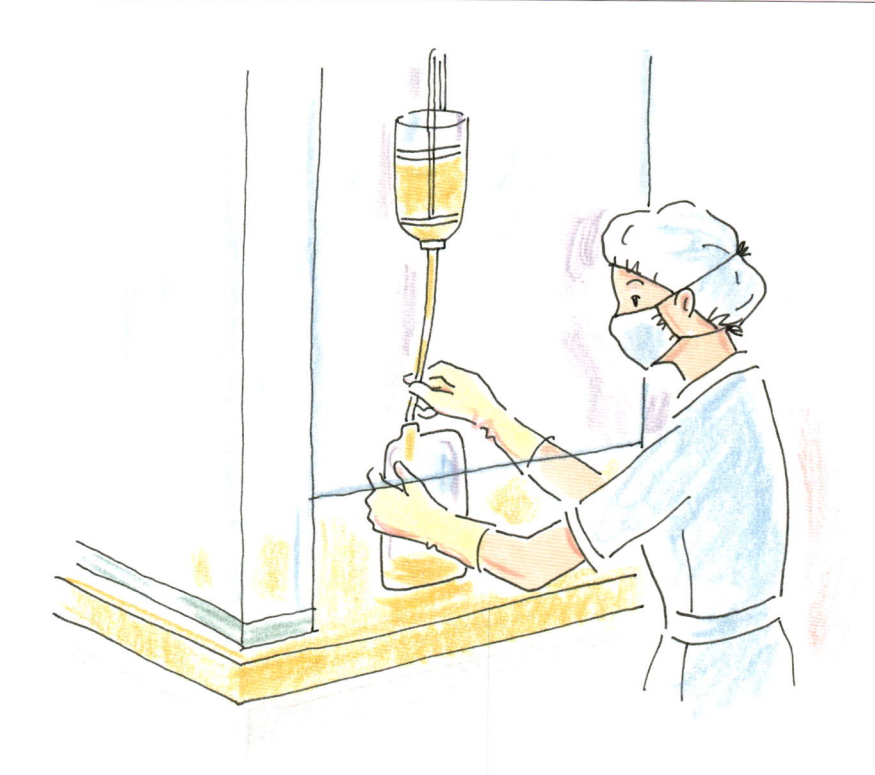

中心静脈栄養の合併症と対策

合併症		対策
鎖骨下静脈穿刺	気胸・血胸	胸腔穿刺、低圧持続吸引、安静臥床、呼吸管理、疼痛管理
	動脈穿刺	圧迫止血、切開して血腫除去、滅菌消毒、安静臥床
	皮下血腫	圧迫止血、罨法
	神経・胸管の損傷	専門医連絡、疼痛管理、しびれ感や麻痺状態チェック
カテーテル挿入・留置	空気栓塞	トレンデレンブルグ体位、呼吸停止時挿入、ショック対策
	位置異常	X線撮影、場合によっては出血・疼痛・呼吸管理
	胸腔内注入	穿刺、低圧吸引、呼吸管理、感染予防
	カテーテルのつまり	カテーテルの材質を検討し、入れ替え
	血栓形成	カテーテルの材質を検討し、入れ替え
カテーテル感染		皮膚消毒と無菌管理、輸液セットとフィルターの定期的な交換 カテーテル抜去、抜去カテーテルから菌検索 薬剤投与、水分補給
代謝に関連したもの	高血糖	糖投与量・併存病変のチェック、血糖値定期チェック
	低血糖	インスリン投与量のチェック、血糖値定期チェック
	高浸透圧利尿	低張液投与、耐糖能異常のチェック
	電解質異常	血中・尿中電解質のチェック、電解質補給または制限
	微量元素欠乏	血中・尿中微量元素チェック、微量元素補給
	水分過剰投与	薬物による利尿、水分制限
	ビタミンの欠乏	ビタミンの補給
	必須脂肪酸欠乏	必須脂肪酸補給
	酸塩基平衡異常	代謝性アシドーシス・アルカローシスの補正
	肝機能異常	投与エネルギーの異常、栄養素の配合不適を是正

フィルターの使用と留意点

フィルターの使用		留意点
効果	細菌の除去	輸液剤中に細菌が入っても、フィルターがガードする。 ただ、どんなサイズのフィルターもまれに小型の細菌が通過することがあるので、注意。
	沈殿物の除去	高カロリー輸液剤中には、目に見えない沈殿物ができる。これがフィルターにつまり、しだいに流量が減る。合成ペニシリン系の抗生薬を混入すると、大きな沈殿物ができるので注意。
	空気栓塞の防止	輸液が空になり空気が入ると、フィルターの孔が泡でつまり空気の注入を防止する。輸液びんは空になっても、空気が入る危険は少ない。
取り付け部位		フィルターは中心静脈カテーテルに直接つける。 カテーテルとの間に、延長チューブや三方活栓をつけてはいけない。
交換頻度		点滴セットと同時に、毎日交換するのが望ましい。最低でも週2回交換。
三方活栓の使用は禁忌		高カロリー輸液注入ラインに三方活栓を使用するのは禁物。 使用しない栓の内腔に輸液剤が残り、細菌が増殖する。

高カロリー輸液の適正投与

エネルギー源	原則として主にブドウ糖を用いる。他の糖を用いるのは不適当。
脂肪	著しい低栄養または長期施行の患者➡脂肪は必須。
アミノ酸	①成人で1g／kg／日以上投与。 ②肝不全用アミノ酸➡肝性脳症治療用。肝機能障害がある場合のタンパクN源に用いない。 ③腎不全用アミノ酸➡一般のアミノ酸剤・多量のブドウ糖とともに投与（高熱量が伴わないと高アンモニア血症を増悪させる可能性もある）。腎機能障害のある患者のタンパクN源として用いない。
電解質 ビタミン	①静脈栄養のみの場合➡Na・Cl・K・Mg・P・CaのほかZnは短期間でも必須。 ②ビタミン剤➡高カロリー輸液用の総合ビタミン剤を使用。 ③電解質やビタミンは特定の種類だけを多く投与すると、ほかのものの欠乏を促進する可能性がある。
一般輸液剤との併用は避ける	①高カロリー輸液基本液や50％ブドウ糖液と多量の一般輸液剤、および一般の輸液剤と50％ブドウ糖20mlアンプルの併用は不適切（いろいろな高カロリー輸液基本液があり、感染予防のためにも避ける）。 ②中心静脈栄養と末梢静脈からの輸液の併用は原則として行わない。

〈参考文献〉

(1) 豊川裕之：臨床栄養，Vol.72，No.2，P.157〜158，医歯薬出版，1988．
(2) 武藤泰敏ほか：内科，Vol.54，No.2，P.210，南江堂，1984．
(3) 馬場忠雄：日本臨床栄養学会雑誌，Vol.15，No.2，P.48，1993．
(4) 日本糖尿病学会編：糖尿病食事療法のための食品交換表 第6版，日本糖尿病協会，文光堂，2002．
(5) 黒川清監修，中尾俊之・他編：腎臓病食品交換表第7版，医歯薬出版，2003．
(6) 日本腎臓学会：腎疾患患者の生活指導・食事指導に関するガイドライン，日腎誌，39：1-37，1997．
(7) 鈴木吉彦：糖尿病インスリン療法の正しい知識，南江堂，1992．
(8) 五島雄一郎ほか：食事指導のABC（改訂第2版），日本医師会，2002．
(9) 鈴木吉彦・塩澤和子：成人病のための外食コントロールBOOK，主婦の友社，1992．
(10) 鈴木吉彦・塩澤和子：糖尿病の食事 基礎の基礎，主婦の友社，1990．
(11) 大森安恵・大森武子・林佐多子編：糖尿病ナーシングプラクティス，医歯薬出版，1991．
(12) 渡辺孝俊：血圧を下げる安心読本，主婦と生活社，1985．
(13) 小野寺時夫：ナース・ドクターのための高カロリー輸液管理，南江堂，1991．
(14) 草間悟ほか：外科MOOK 外科と輸血・輸液・栄養，金原出版，1978．
(15) 小越章平ほか：流動食のすべて，医歯薬出版，1990．

※本文中の食品成分量・エネルギーは
「五訂日本食品標準成分表」
「日本食品脂溶性成分表」
に準拠しています。

〈監修〉
中村美知子／塩澤和子／三浦　規

〈編集〉
小沢ひとみ

〈イラスト〉
大中美智子／めぐろみよ

〈デザイン〉
荻野　寛

ケアのこころ シリーズ⑤
食事指導をスムーズに

1994年4月10日　初版第1刷発行
1996年4月15日　2版第1刷発行
1999年4月15日　3版第1刷発行
2004年9月 1日　4版第1刷発行

［発 行 人］　赤土正幸
［発　　行］　株式会社インターメディカ
　　　　　　　〒102-0072
　　　　　　　東京都千代田区飯田橋2-14-2
　　　　　　　電話03(3234)9559
［印　　刷］　大平印刷株式会社

定価：本体1,500円（税別）
ISBN4-89996-103-0